Tania Konnerth

Montag ist erst übermorgen

Tania Konnerth

Montag ist erst übermorgen

Wohlfühltipps fürs Wochenende

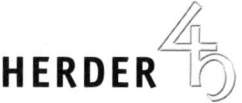

FREIBURG · BASEL · WIEN

Herder spektrum Band 6612

Die in diesem Buch vorgestellten Techniken und Übungen
sind Ratschläge; sie sollten nicht als Ersatz für professionelle Hilfe
angesehen werden. Verlag und Autorin übernehmen für die Folgen
einer Selbstbehandlung keine Haftung.

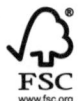

MIX
Papier aus verantwor-
tungsvollen Quellen
FSC® C106847

© Verlag Herder GmbH, Freiburg im Breisgau 2001, 2013
Alle Rechte vorbehalten
www.herder.de

Coverkonzeption und -gestaltung: hanno hermann ideen & design
Covermotiv: © T. Tulic – Fotolia.com

Herstellung: fgb · freiburger graphische betriebe
www.fgb.de

ISBN 978-3-451-06612-2

Inhalt

Wellness – ist das was für mich?
Ein persönliches Vorwort 11
Was ist „Wellness"? 11
Lebensqualität? Aber oft klingt das ganz anders 12
Ist Wellness anstrengend? 12
Wellness-Tipps, die weiterhelfen 13

Wochenende – endlich Zeit für mich! 15
Wie erholsam ist Ihr Wochenende? 15
Eliminieren Sie Wohlfühlkiller! 17
Sich wohlfühlen am Wochenende:
nicht nur ein Traum?! 19

Der Weg zu einem wirklich erholsamen Wochenende . . 21
In sechs Schritten zum Wohlgefühl 22
Eines gilt immer: Tun Sie das für sich, was Ihnen gut tut 23
Stellen Sie Ihr individuelles Programm zusammen . . . 24
Ein paar Tipps zur Vorbereitung 25

Der Wellness-Navigator: herausfinden, was gut tut 28

Die Praktischen Übungen und Tipps 33
Stress abbauen 34
Einfach loslassen! 35
Anspannungen körperlich abbauen 40
Innere Anspannungen ausleben 44

Zur Ruhe kommen 47
  Entspannung 47
  Meditation 51
  Atmung 54
  Entspannung für den Körper 56
  Stille erleben und genießen 58
  Bewusstes Alleinsein 59
Annehmen, was in uns ist – Schmerzen, Gefühle,
Stimmungen 62
  Die Vielfalt unserer Emotionen 63
  Stimmungen verändern 68
  Mit Schmerzen umgehen 72
Gut für sich sorgen 79
  Körperliche Wohlfühl-Methoden 79
  Massagen 86
  Wasserspiele 88
  Sich etwas Schönes gönnen 91
  Humor und Lachen 95
  Nähe suchen und annehmen 96
Neue Energien finden 98
  Ein Wort zum Thema Energiemanagement 98
  Schlaf und Kurzschlaf 99
  Kleine Energizer für Sie 102
  Mentalübungen für mehr Energie 106
  Einfache Ernährungstipps für mehr Energie 109
  Kleines Fitness-Programm für mehr Energie 116
Auf neue Gedanken kommen 121
  Systematisch den Horizont erweitern 121
  Spiel und Spaß 128
  Kreative Freuden 129
  Neue Perspektiven durch den Blick nach vorn 133

Fertige Wellness-Programme für Sie 137
   Komplettprogramm für ein Wochenende 137
   Wellness-Programm für alle, deren Wochenende erst
   am Samstagnachmittag beginnt 140
   Das „Häppchenprogramm" – Wellness
   zwischendurch 142
   Kurzprogramm für ganz Eilige 144
   Tipps zum Erstellen eigener Wellness-Programme . . 144

Tipps gegen den Montagsblues 147

Register 153

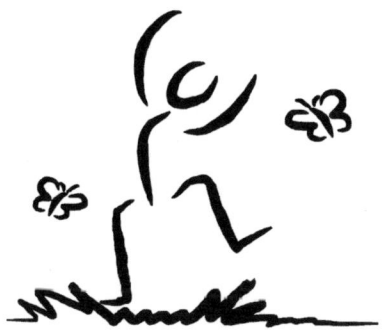

Ein ganz liebes Dankeschön an Ralf, Mutsch, Christine und an meinen persönlichen Wellness-Coach Aramis.

Wellness – ist das was für mich?
Ein persönliches Vorwort

Der Begriff „Wellness" ist inzwischen in aller Munde. Für mich war Wellness lange Zeit mit der Vorstellung verbunden, dass ich mich in einem Fitnessstudio mit 40 anderen Leuten auf einem Laufband abstrample, mich von oben bis unten mit Crèmes und Salben behandeln lasse und außer einem Salatblatt am Abend nichts zu essen bekomme …

Und was verbinden Sie mit dem Begriff „Wellness"?

Was ist „Wellness"?

Wofür steht „Wellness" eigentlich wirklich? Geht es um Sport und Fitness? Hat Wellness vor allem mit Ernährung zu tun? Geht es um Kosmetik und Körperpflege? Oder vielleicht um Stressmanagement? Oder handelt es sich um Tipps und Übungen, mit denen wir uns besser fühlen können?

Tatsächlich geht es um all das und noch viel mehr. Und das macht die Sache so reizvoll. Bei der Wellness geht es um unser Wohlbefinden als Ganzes. Darum, uns Gutes zu tun und uns selbst so richtig zu verwöhnen.

Für mich geht es bei der Wellness in der Summe um Lebensqualität.

Lebensqualität? Aber oft klingt das ganz anders ...

Wenn Sie bereits viele Artikel oder Tipps zum Thema Wellness gelesen haben, haben Sie vielleicht den Eindruck gewonnen, dass Wellness nur aus einer Produktlinie eines Kosmetikherstellers besteht, aus Diäten oder schweißtreibenden Sportaktivitäten.

Lassen Sie sich nicht irremachen – Wellness ist immer genau das, was für *Sie* gut ist und was *Ihnen* gut tut. Nicht mehr und nicht weniger.

Ist Wellness anstrengend?

Der Eindruck, dass Wellness anstrengend ist, entsteht vor allem aus den Fitness- und Bewegungsprogrammen, die sehr oft unter dem Etikett „Wellness" angeboten werden. Bewegung gehört zwar zu einem Wellness-Programm dazu, aber Wohlgefühl sollte nicht mit Anstrengung, sondern mit Lust, guter Laune und Freude verbunden sein. Ein Konzept oder Programm, zu dem wir uns erst richtiggehend überwinden müssen, mag gesundheitsfördernd sein, hat mit Wellness jedoch nicht mehr allzu viel zu tun.

Natürlich muss jeder von uns manchmal den „inneren Schweinehund" überwinden, um überhaupt aktiv zu werden. Aber idealerweise sollten Wohlfühlübungen schon beim Lesen die Lust aufs Ausprobieren wecken: Finden Sie in den anschließenden Kapiteln heraus, was Ihnen ganz persönlich Lust auf Wellness macht.

Wellness-Tipps, die weiterhelfen

Wellness-Tipps müssen für mich folgende Voraussetzungen erfüllen:

- Sie sollen leicht durchführbar sein, so dass man sie schnell und einfach ausprobieren kann – am besten ohne viel Vorbereitung.
- Sie sollen nach Lust, Laune und Bedarf kombinierbar und abwandelbar sein, so dass man einfach einmal eine Übung zwischendurch machen kann, aber auch Ideen dafür bekommt, wie man sich ein ganzes Wohlfühl-Wochenende verschaffen kann.
- Sie sollen abwechslungsreich sein und ganzheitlich ausgerichtet – also etwas für Körper, Geist und Seele bieten.
- Sie sollen Spaß machen und zum Ausprobieren motivieren.

Mit diesem Buch möchte ich Ihnen nun genau das bieten: Eine Zusammenstellung von vielfältigen Wohlfühltipps, mit denen Sie sich etwas Gutes tun können – ob Sie sich dafür nun eine halbe Stunde Zeit nehmen oder ein ganzes Wochenende.

Stöbern Sie doch gleich in den verschiedenen Übungen und Tipps. Sie können sie einzeln ausprobieren oder miteinander kombinieren und sich auch komplette Wochenendprogramme zusammenstellen.

Ich freue mich, Ihnen dieses Buch nun in der 5. Auflage präsentieren zu können und wünsche Ihnen, dass es Ihnen dabei hilft, sich in Zukunft an Ihren Wochenenden – und überhaupt – immer öfter richtig wohlzufühlen.

Tania Konnerth

Wichtiger Hinweis:

Sie finden in diesem Buch Bewegungsübungen, Ernährungstipps, Entspannungsübungen u. ä. Diese Übungen wurden sorgfältig ausgewählt und praktisch ausprobiert. Unter normalen Umständen sind sie wohltuend ungefährlich.

Aber: Sie selbst kennen sich und Ihren Körper besser als ich, und deshalb bitte ich Sie, auf jeden Fall auf alle Reaktionen zu achten und bei etwaigen Beschwerden die betreffenden Übungen und Tipps lieber auszulassen. Wenn Sie z. B. ein Rückenleiden, Allergien o. ä. haben oder wenn Sie sich bei einer Übung oder einem Tipp unsicher sind, fragen Sie bitte Ihren Arzt.

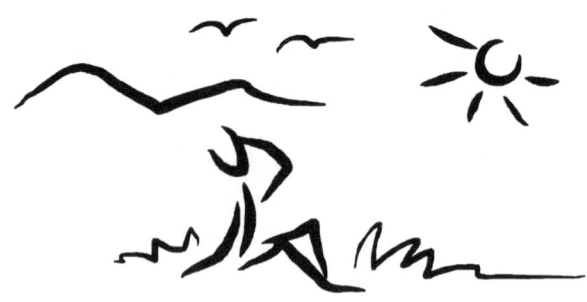

Wochenende – endlich Zeit für mich!

Freitag- oder Samstagnachmittag – endlich Wochenende! Jetzt nach Hause gehen und sich einfach nur wohlfühlen …

Wenn das doch nur so einfach wäre! Wir haben zwar große Erwartungen an das Wochenende, gehen aber nur sehr selten bewusst und konsequent daran, gut für uns zu sorgen, um neue Kräfte zu sammeln. Manch einer ist nach dem Wochenende womöglich sogar noch „geschaffter" als vorher.

Wie erholsam ist Ihr Wochenende?

Als wie erholsam empfinden Sie normalerweise Ihr Wochenende? Fühlen Sie sich am Montagmorgen ausgeruht und gut gelaunt? Haben Sie neue Kraft und Energie für die kommende Woche, oder sehnen Sie sich im Grunde schon wieder nach dem nächsten Wochenende?

Ein Grund, warum wir uns am Wochenende oft gar nicht so gut erholen wie gewünscht, liegt an ungünstigen Erwartungen. Ein Beispiel: Sie sind in einer Position im mittleren Management und daher über die Woche hinweg sehr stark gefordert. Ihre Mitarbeiter müssen Sie motivieren, und gleichzeitig werden Sie „von oben" zu Höchstleistungen angetrieben. In Ihrer Vorstellung besteht ein Wellness-Wochenende vor allem aus:

– Zeit zum Ausschlafen,
– Sport, denn dazu kommen Sie die ganze Woche über nicht,
– und aus Partys, auf denen Sie einfach nur Spaß haben.

Und so schlafen Sie bis mittags, frühstücken üppig, fahren ins Squash-Center, wo Sie sich so richtig austoben, und sind abends lange unterwegs. Sonntag schlafen Sie noch länger, denn der Kater vom Vorabend fordert seinen Tribut. Nachmittags machen Sie sich schon wieder ein paar Gedanken um die Sitzung am Montag, denn da gibt es einige heikle Punkte. Am Abend fragen Sie sich, wo eigentlich Ihr Wochenende geblieben ist – gut erholt und voller Energie fühlen Sie sich nicht.

Überprüfen Sie im Folgenden, was Sie alles am Wochenende erledigen wollen:

– Einkäufe?
– Aufräumaktionen und Großputz?
– Fitnessstudio?
– Ausflug mit den Kindern?
– Friseurtermin?
– Die Eltern besuchen?
– Kinobesuch?
– Das Auto waschen?
– Freunde treffen?
– Eine Ausstellung oder ein Konzert besuchen?

Eigentlich kein Wunder, dass angesichts all dessen für viele von uns das Wochenende eher Stress als Erholung ist …

Eliminieren Sie „Wohlfühlkiller"!

Hier finden Sie eine Reihe von „Wohlfühlkillern" – Dinge, die die Erholung am Wochenende beeinträchtigen und Tipps, wie Sie diese Dinge reduzieren können:

- Einkäufe und andere Hausarbeiten erledigen – Über die Woche bleibt vieles liegen und die Vorräte sind vielleicht auch aufgebraucht. Deshalb steht der Samstag bei vielen zunächst unter dem Motto „Einkaufen, aufräumen, saubermachen". Wenn das Wochenende mit Erledigungen dieser Art beginnt, ist „Wohlfühlen" nicht unbedingt angesagt.

Nicht nur für Ihr Wohlfühlwochenende ist es eine Überlegung wert, die Haushaltsarbeiten umzuorganisieren. Nutzen Sie zum Einkaufen z. B. den späteren Abend in der Woche – Sie kommen dann auch mit den Lebensmitteln gut übers Wochenende. Was das Aufräumen und Saubermachen angeht, lohnt es sich durchzurechnen, ob Ihr Budget nicht eine Haushaltshilfe ermöglicht – schon für einen Tag in der Woche ist das eine enorme Erleichterung. Ansonsten gilt: lieber über die Woche verteilt kleinere Aufräumarbeiten erledigen, als sich alles für das Wochenende aufheben.

- Versuchen, die sportlichen Defizite auszugleichen – Wer über die Woche viel zu tun hat, nimmt sich selten die Zeit dafür, regelmäßig Sport zu treiben. Das wollen viele von uns dann am Wochenende nachholen – und wenn schon, dann richtig. Leider ist es so, dass einmal in der Woche Sport zu treiben so gut wie nichts bringt – außer wahrscheinlich einen kräftigen Muskelkater.

Verlangen Sie sich also nicht ab, am Wochenende Ihr gesamtes Bewegungsdefizit aufarbeiten zu müssen. Verteilen Sie Ihre sportlichen Aktivitäten lieber auf die Woche. Wenn Sie z. B. nur 20 Minuten früher aufstehen, können Sie noch bequem joggen gehen oder etwas Gymnastik machen. Mit der richtigen Musik kommen Sie so am Morgen auch gleich in Schwung und starten besser in den Tag.

Gönnen Sie sich am Wochenende den Luxus, ganz nach Lust und Laune zu entscheiden: Wenn Ihnen nach Bewegung zumute ist – dann bewegen Sie sich! Aber ohne Zwang und Übertreibung.

• Lange aufbleiben und lange ausschlafen – Die meisten von uns ändern am Wochenende abrupt ihre Schlafgewohnheiten. Das rächt sich häufig. Wir fühlen uns dann morgens wie gerädert, sind abends viel zu früh müde oder können gar nicht richtig einschlafen. Und am Montag fällt uns dann das frühe Aufstehen noch schwerer als sonst.

Es ist ratsam, den gewohnten Schlafrhythmus aufrechtzuerhalten, denn Ihr Organismus kann nicht nachvollziehen, warum Sie sich am Samstag nun plötzlich drei, vier Stunden später zur Ruhe begeben als sonst. Problematisch ist in erster Linie das lange Aufbleiben und weniger das Ausschlafen. Überlegen Sie auf jeden Fall, ob es sich lohnt, bis tief in die Nacht wachzubleiben, wenn Sie sich dadurch eher schlechter als besser fühlen.

• Alles nachholen, was man in der Woche nicht tun konnte – Es ist nur verständlich, dass Sie nach einer Woche, in der Sie vor allem gearbeitet haben, am Wochenende schöne

Dinge unternehmen wollen. Wenn Sie sich aber Ihr Wochenende mit allen möglichen Aktivitäten und Verabredungen verplanen, bleibt Ihnen keine Zeit, auszuspannen und sich zu erholen.

Hier ist weniger oft mehr! Es geht darum, ein gesundes Maß an Erholungspausen und Unternehmungen zu finden. Schreiben Sie auf, was Sie alles unternehmen wollen – einfach auf einer Liste untereinander. Und dann können Sie sich für jedes Wochenende eine Sache – oder auch zwei – auswählen und umsetzen.

Sich wohlfühlen am Wochenende: nicht nur ein Traum?!

Das Wochenende zu einer Wohlfühl-Zeit zu machen ist gar nicht so schwer – erst recht nicht, wenn man sich Folgendes klar macht:

- Wohlgefühl fällt nicht vom Himmel, nur weil Samstag ist. Ein bisschen mehr müssen wir schon dafür tun.
- Ein Wochenende ist kein dreiwöchiger Urlaub. Zu hohe Erwartungen erzeugen einen entsprechend großen Druck.
- Ein einziges Wochenende kann nicht alle unsere Defizite ausgleichen, aber zumindest einige.
- Das komplexe System aus Körper, Geist und Seele ist nicht einfach „per Knopfdruck" ruhigzustellen und durch ein paar Tricks aus der Wellness-Kiste wieder in Schwung zu bringen. Dazu braucht es die gezielte Auswahl an passenden Übungen und die Bereitschaft, wirklich etwas für sich zu tun.

Mit ein wenig bewusster Planung und einer konsequenten Ausrichtung auf das eigene Wohlbefinden kann aber schon aus dem nächsten Wochenende für Sie ein wohltuender Kurzurlaub werden.

Der Weg zu einem wirklich erholsamen Wochenende

Wellness-Tipps können nur dann zu Wohlgefühl und Erholung führen, wenn sie auf Ihre ganz individuelle, aktuelle Situation und Befindlichkeit abgestimmt sind. *Den* Tipp oder *die* Methode für alle Situationen gibt es nicht. Und auch die Tipps, die Ihre Bekannten so gut finden, sind für Sie möglicherweise nicht geeignet.

Ein funktionierendes Wellness-Programm fürs Wochenende berücksichtigt also die Situation, in der wir uns befinden:

- Die meisten von uns haben am Freitagabend eine anstrengende und aufreibende Woche hinter sich. Wir fühlen uns gestresst und angespannt.
- Wir sehnen uns nach Ruhe und Erholung.
- Vielleicht haben wir Schmerzen oder sind in keiner guten Stimmung.
- Viele unserer Bedürfnisse sind über die Woche zu kurz gekommen.
- Wir brauchen neue Energien, um auch in der nächsten Woche leistungsfähig zu sein.
- Und außerdem steht uns noch der Sinn nach neuen und interessanten Erlebnissen.

In sechs Schritten zum Wohlgefühl

Um allen Anforderungen und Bedürfnissen gerecht zu werden, bietet sich grundsätzlich folgendes 6-Schritte-Programm an:

Schritt 1: Bauen Sie Stress und Anspannung ab
Die meisten Menschen stehen die Woche über unter starkem Stress. Der fällt dann leider nicht mit Arbeitsschluss am Freitag von uns ab, sondern wir nehmen ihn meist mit nach Hause. Stress abzubauen ist also der erste Schritt zum Wohlgefühl.

**Schritt 2: Kommen Sie zur Ruhe
und entspannen Sie sich.**
Zur Ruhe zu kommen, zu entspannen ist für viele Menschen der Inbegriff von Wohlgefühl.

**Schritt 3: Nehmen Sie an, was in Ihnen ist –
z. B. Schmerzen, Gefühle und Stimmungen.**
Sicher haben Sie das schon selbst erlebt: Da freuen Sie sich auf die freie Zeit am Wochenende, und dann bekommen Sie Kopfschmerzen oder fühlen sich traurig und deprimiert. Wir können uns zwar darüber ärgern, aber es macht sehr viel mehr Sinn, das, was in uns ist, anzunehmen. Denn wenn wir unseren Symptomen Aufmerksamkeit schenken und unsere Gefühle auf eine gesunde Art ausleben, können wir sie positiv für uns nutzen und davon profitieren. Auch wenn dieser Schritt sehr selten in Wellness-Programmen zu finden ist, gehört er auf jeden Fall dazu.

**Schritt 4: Sorgen Sie gut für Ihren Körper,
Ihren Geist und Ihre Seele**
Wenn wir erst einmal zur Ruhe gekommen sind und akute Schmerzen und Stimmungen zulassen konnten, ist es Zeit, die Defizite der vergangenen Tage auszugleichen. Bei den meisten von uns kommt die Woche über das körperliche und geistig-seelische Wohlgefühl zu kurz. In einem Wellness-Programm sollte es also auch vor allem darum gehen, mal wieder richtig gut für sich selbst zu sorgen.

Schritt 5: Finden Sie neue Kräfte und Energien
Um uns dann auch langsam auf die Anforderungen der kommenden Woche vorzubereiten, ist es wichtig, ganz bewusst neue Kräfte und Energien zu sammeln. So beugen wir wirkungsvoll einem Gefühl des Ausgebrannt-Seins vor und bekommen außerdem noch Schwung für interessante Unternehmungen.

Schritt 6: Entdecken und erleben Sie Neues
Nach Stressabbau und Erholung werden wir mit frischer Energie offen für Neues. Gönnen Sie sich neue Eindrücke, Ideen und Aktivitäten – denn auch das gehört zum Wohlgefühl.

Eines gilt immer: Tun Sie das für sich, was Ihnen gut tut

Sehen Sie das 6-Schritte-Programm nicht dogmatisch, sondern nutzen Sie es so, wie es gut für Sie ist. Nicht jeder braucht an jedem Wochenende alle sechs Schritte des Programms durchzugehen, um sich wohlzufühlen. Sie können individuell für sich entscheiden, wo Sie einsteigen wollen und zu welchem der sechs Schritte Sie Tipps und Übungen ausprobieren wollen. Wenn Sie z. B. gar nicht gestresst sind, brauchen Sie auch keinen Stress abzubauen, sondern können gleich mit der Erholungsphase einsteigen. Und wenn Sie bereits in der Woche gut für sich sorgen, sehnen Sie vielleicht vor allem nach neuen Erlebnissen.

Stellen Sie Ihr individuelles Programm zusammen

Die meisten von uns planen jede Reise, jeden Ausflug und jeden Einkaufsbummel besser als das eigene Wohlbefinden. Leider ist es aber nicht allein mit dem Vorhaben getan, „an diesem Wochenende endlich mal etwas für mich zu tun", denn auf diese Weise besteht das Risiko, dass wieder alles andere dringender ist als Ihre Erholung. Hier empfiehlt sich ein systematischeres Vorgehen:

- Entscheiden Sie, wie viel Zeit Sie an diesem Wochenende ganz bewusst für Ihr Wohlbefinden nutzen möchten.
- Finden Sie heraus, was Ihnen im Moment besonders gut tun würde – z. B. mit Hilfe des Wellness-Navigators auf S. 28 ff. oder indem Sie einfach dieses Buch durchblättern und sich diejenigen Übungen ankreuzen, die Sie ansprechen.
- Erstellen Sie sich einen kleinen Wohlfühlplan mit Übungen und Anregungen, dem Sie dann folgen. Am Ende des Buches finden Sie auch einige fertige Programme, mit denen Sie starten können.

Ein paar Tipps zur Vorbereitung

Damit nichts dazwischen kommt, wenn Sie ganz bewusst gut für sich sorgen und sich selbst verwöhnen möchten, können Sie bereits im Vorfeld einige Vorkehrungen treffen.

Ihre Lieben
Wenn Sie nicht allein leben, dann ist das Wochenende oft auch die Zeit, in der Ihr Partner oder Ihre Partnerin und die Kinder mit Ihnen zusammen sein möchten. Wenn Sie aber auch Zeit für sich haben möchten, um sich etwas Gutes zu tun, kommt es möglicherweise zu Interessenkonflikten.

Sie können nun entweder dafür sorgen, dass Sie ungestörte Zeit für sich haben oder auch das Wellness-Wochenende gemeinsam planen und umsetzen.

Zeit für sich allein – Wenn Sie sich entschieden haben, dass Sie gerne Zeit für sich selbst haben möchten, dann erklären Sie genau das Ihrem Partner oder Ihrer Partnerin. Bitten Sie um etwas Ruhe und Rücksicht. Das können Sie auch Ihren Kindern erklären, zumindest wenn diese schon etwas größer sind. Sie können sich in einen Raum zurückziehen und ein freundliches Hinweisschild an der Tür anbringen, wenn Sie allein sein möchten. Vielleicht haben Sie auch die Möglichkeit, Ihre Kinder für ein Wochenende bei ihren Großeltern oder Freunden unterzubringen, damit Sie Zeit für sich haben. Fangen Sie aber mit diesen Überlegungen nicht erst am Freitagnachmittag an, denn dass bringt nur Zeitdruck und damit Stress.

Eine weitere Möglichkeit besteht darin, Ihr Wellness-Wochenende nicht zu Hause, sondern z. B. in einem Wellness-

Hotel zu verbringen, um dort dann ungestört Zeit für sich selbst zu haben.

Zeit gemeinsam – Ihre Lebenspartnerin bzw. Ihr -partner und/oder Ihre Kinder können auch an Ihrem Wellness-Wochenende teilnehmen. Planen Sie so ein Wohlfühlprogramm doch einfach alle gemeinsam. Auch Kindern kann es sehr gut tun, Anspannungen zu lösen, Ruhe zu finden und sich einmal richtig zu verwöhnen – und sie lernen auf diese Weise, auch später gut für sich zu sorgen. Entscheidend ist hier nur, dass Sie selbst dabei nicht zu kurz kommen.

> **Extra-Tipp**
> Sorgen Sie auch dafür, dass Sie bei den Übungen z. B. nicht ständig durch das Telefon oder Nachbarn bzw. Freunde gestört werden.

Wochenendverpflichtungen
Viele von uns haben ganz bestimmte Wochenendverpflichtungen – sei es der Besuch bei den Eltern, das Vereinstreffen oder auch nur der Spaziergang mit dem Hund. Es ist sehr empfehlenswert, sich über solche Verpflichtungen im Rahmen Ihrer Vorbereitung Gedanken zu machen, damit Sie sich nachher nicht selbst vom Wohlfühlen abhalten:

- Welche Aufgaben kann ich auf einen anderen Tag verlegen?
- Welche Verpflichtungen kann ich für dieses Wochenende einfach absagen?
- Welche Verpflichtungen könnte mir jemand abnehmen – und wer könnte das sein?
- Welche Aufgaben lassen sich ohne Verlust an Wohlgefühl erledigen?

Ihre Umgebung

Ein weiterer Aspekt ist die Umgebung, in der Sie sich wohlfühlen wollen. Haben Sie sich schon einmal gefragt, wie wohl Sie sich eigentlich in Ihren vier Wänden fühlen? Falls Sie feststellen, dass Ihre Wohnung vielleicht viel zu vollgestopft ist oder zu eng, zu laut oder zu unaufgeräumt, dann könnte es vielleicht nötig sein, zunächst ein „Wohlfühl-Nestbau-Wochenende" einzulegen.

Ihre Erwartungen und Ansprüche

Bevor Sie in Ihr Wohlfühlwochenende starten, sollten Sie sich ein wenig Zeit dafür nehmen, Ihre Erwartungen und Ansprüche zu überprüfen. Oft machen wir es uns damit nämlich selbst unnötig schwer. Wellness ist kein Wundermittel und ein Wochenende dauert keine Ewigkeit.

Versuchen Sie also nicht, alle Übungen in diesem Buch in Ihr erstes Wellness-Wochenende zu integrieren, denn bei einem solchen Gewaltmarsch wird sicher kaum Wohlgefühl aufkommen.

Gehen Sie spielerisch und lustvoll an die Auswahl der Wellness-Übungen. Weniger ist manchmal mehr. Einige wenige Übungen, bewusst und achtsam ausgeführt, können unter Umständen viel mehr bringen als ein komplettes Programm.

Der Wellness-Navigator: herausfinden, was gut tut

Es ist gar nicht so leicht zu sagen, was einem in einer ganz bestimmten Situation eigentlich gut tun würde. Die Woche über sind wir oft sehr außenorientiert, das heißt, wir reagieren auf die Anforderungen des Alltags und sind weniger bei uns selbst. Um aber zu wissen, was uns gut tut, müssen wir in uns hineinspüren, was da an Bedürfnissen vorhanden ist.

Tatsächlich kann unser Wellness-Bedürfnis, je nachdem welche Anforderungen wir in den Tagen zuvor erfüllen mussten, sehr unterschiedlich sein. Während wir vielleicht in einer Woche vollkommen zerschlagen nach Hause kommen und uns nur nach Ruhe und Erholung sehnen, kann es sein, dass wir in der nächsten Woche unser Wochenende mit spannenden Aktivitäten verbringen wollen, weil wir das Gefühl haben, noch voller Energie zu stecken.

Der Wellness-Navigator bietet Ihnen

- die Möglichkeit herauszufinden, welche der sechs Schritte zum Wohlgefühl Ihnen in Ihrer augenblicklichen Situation besonders gut tun,
- konkrete Vorschläge für Übungen, die Ihnen, je nach Ihrem persönlichen Befinden, besonders gut tun.

Gehen Sie einfach die folgende Tabelle durch. Wenn Sie zu einer Aussage „ja" sagen, finden Sie daneben gleich Hinweise für passende Übungen. Je häufiger Sie sich bei den Aussagen eines der sechs Schritte wiederfinden, desto größer sollte der Anteil dieses Aspekts in Ihrem Wohlfühlwochenende sein.

Ihre Stimmung, Ihr Gefühl	Abenteuer Lexikon, S. 124 f.
Müssen Sie erst einmal Stress abbauen?	Schönes erschaffen, S. 133
Ich habe so viel zu tun und eigentlich gar keine Zeit, mich zu erholen.	Stress ausatmen, S. 44 Stresskarte S. 45
Es fällt mir schwer, nach Stressphasen abzuschalten.	Nach Hause kommen, S.35 Seelischen Ballast entsorgen, S. 36
Ich bin nervös und unruhig.	Ankommen und Loslassen, S. 38, Von oben bis unten abklopfen, S. 43
Ich bin genervt.	Bioenergetische Übungen, S. 42
Ich bin aggressiv und wütend.	Schattenboxen, S. 40, Einfach mal schreien, S. 41
Ich fühle mich überfordert.	Freiheitstanz, S. 43, Frust herausschreiben, S. 44 f.
Brauchen Sie vor allem Ruhe und Entspannung?	**Dann steigen Sie bei Schritt 2 ein, S. 47 ff.**
Ich brauche Urlaub.	Kleine Imaginationsübungen zur Entspannung, S. 50 f.
Ich bin viel zu geschafft, um mich zu etwas aufzuraffen.	Mini-Meditationen, S. 53 Yoga-Übung „Das Blatt", S. 57 f.
Am liebsten möchte ich auf eine einsame Insel fahren.	Wellenatmung, S. 55 Gehmeditation, S. 54

Ich sehne mich nach Ruhe und Abstand.	Stille erleben und genießen, S. 58 f. Konsequent allein – Retreat, S. 60 f.
Ich bin müde und kraftlos.	Der Körper wird weich, S. 49 f.
Einfach nur ruhig hinsetzen und sonst nichts tun, das wäre jetzt genau das Richtige.	Autogenes Training, S. 48 f. Sich selbst halten, S. 60
Würde es Ihnen gut tun, Stimmungen und Gefühle auszuleben?	**Dann ist der 3. Schritt genau das Richtige für Sie – S. 62 ff.**
Ich habe körperliche Probleme (Schmerzen u. a.).	Schmerzen annehmen, S. 74 f. Mit Schmerzen kommunizieren, S. 75
Ich habe richtig schlechte Laune.	Ausdruck mit Musik, S. 65 Gefühle malen, S. 65
Meine Stimmungen schwanken sehr – mal bin ich fröhlich, mal traurig.	Bachblüten, S 69 Sich erden und Halt finden, S. 70 f.
Am Wochenende habe ich oft Kopfschmerzen.	Sanfte Methoden, Schmerzen zu lindern, S. 76 f.
Ich will lieber gar nicht wissen, was da alles in mir ist.	Musikdusche, S. 64
Ich kann eigentlich gar nicht sagen, wie es mir geht – ich fühle mich „so gar nicht".	Wortassoziationen, S. 66 Mit der anderen Hand schreiben, S. 66 f.
Müssen Sie vor allem gut für sich sorgen?	**Dann starten Sie mit Schritt 4, S. 79 ff.**
Ich möchte etwas für meinen Körper tun.	Kleine Wohlfühlübungen, S. 82 ff. Sich pflegen und verwöhnen, S. 85 f.

Ich fühle mich allein und einsam.	Nähe suchen und annehmen, S. 96 f.
Ich wünschte, es würde sich mal jemand um mich kümmern.	Massagen, S. 86 ff. Sich selbst etwas schenken, S. 92
Manchmal fühle ich mich wie ein Kind.	Kleine Freuden für das Kind in Ihnen, S. 93 f.
Manchmal sehne ich mich danach, krank zu sein, damit andere für mich sorgen.	Wasserspiele, S. 88 ff. Sich etwas Schönes gönnen, S. 91 ff.
Ich habe mich schon lange nicht mehr wirklich gefreut.	Sachen zum Lachen, S. 95 f. Farb- und Lichtspiele, S. 84 f.
Brauchen Sie neue Kraft und Energie?	**Dann beginnen Sie mit dem 5. Schritt, S. 98 ff.**
Das Richtige für mich wäre eine große Batterie, an der ich mich wieder aufladen kann.	Mentalübungen für mehr Energie, S. 106 ff. Ressourcen-Übung, S. 107 f.
Meine Leistungskraft hat stark nachgelassen.	Energiemanagement, S. 98 f.
Ich erwische mich immer wieder dabei, wie ich regelrecht im Stehen einschlafe.	Schlaf- und Einschlafhilfen, S. 99 ff. Bachblüten bei Erschöpfung, S. 104
Ich fühle mich vor allem körperlich schlapp.	Kleines Fitnessprogramm, S. 116 ff. Einfache Ernährungstipps, S. 109 ff.
Am Wochenende will ich vor allem neue Energie sammeln.	Kleine Energizer, S. 102 ff.
Ich bin so kraftlos, dass ich mich zu nichts aufraffen kann.	Tipps zum Überwinden des „inneren Schweinehundes", S. 119 f.
Möchten Sie Neues entdecken und erleben?	**Dann gehen Sie gleich zu Schritt 6, S. 121 ff.**

Ich war in der Woche sehr erfolgreich und bin noch immer richtig motiviert und „gut drauf".	Jonglieren, S. 128 In Farben schwelgen, S. 130 f.
Meine Arbeit ist stupide – ich sehne mich nach etwas Neuem.	Neues lesen, S. 122 f. Konkrete Ziele, S. 135
Ich langweile mich.	Abenteuer Lexikon, S. 124 f. Schönes erschaffen, S. 132 f.
Ich möchte mal wieder richtig lachen können.	Theater spielen, S. 129
Neues lernen und erleben ist toll.	Gehirnjogging, S. 126 f.
Ich weiß nichts mit mir anzufangen.	Fingerfarben, S. 131 Traumwelten erschließen, S. 133 f.

Extra-Tipp

Wenn Sie nicht so systematisch vorgehen möchten, können Sie sich auch einfach von Ihrer Intuition leiten lassen. Blättern Sie durch das Buch und lesen Sie hier und dort. Entscheiden Sie sich ganz spontan für die eine oder andere Übung. Sehr oft finden wir auf diese Weise von ganz allein genau das, was uns im Moment gut tut.

Die praktischen Übungen und Tipps

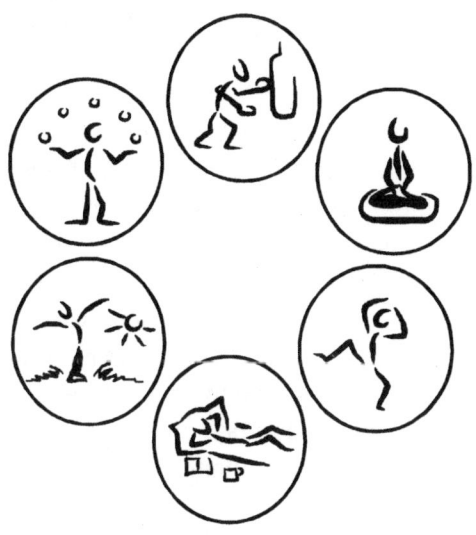

„Wer zwischen Seele und
Körper irgendeinen Unterschied sieht,
hat keines von beiden."

Oskar Wilde

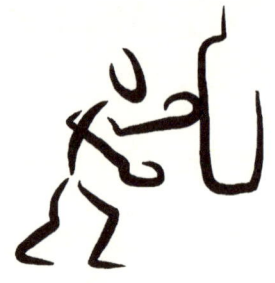

Stress abbauen

Viele Menschen suchen am Wochenende vor allem Entspannung, stellen dann jedoch fest, dass sie noch nicht einmal für ein paar Minuten still sitzen bleiben können.

Wenn es Ihnen auch so geht, haben Sie wahrscheinlich die Unruhe und Hektik aus der vergangenen Woche mit nach Hause genommen und stehen unter großer Anspannung. Vielleicht sind Sie mit den Gedanken noch bei Ihrer Arbeit und machen sich Sorgen darüber, all die anstehenden Aufgaben nicht bewältigen zu können?

Nach einer arbeitsreichen Woche einfach abzuschalten, ist nicht einfach. Dabei ist es uns oft gar bewusst, dass wir den Stress der Arbeit noch nicht losgelassen haben. Bemerkbar macht sich dies z. B. in einer inneren Unruhe und der Unfähigkeit, sich zu entspannen. Deshalb geht es nach einer anstrengenden und aufreibenden Woche zunächst vor allem darum, den angestauten Stress und eventuellen Frust loszuwerden. Nur so werden Sie frei dafür, sich ganz um sich zu kümmern und sich etwas Gutes zu tun.

Einfach loslassen!

Die folgenden Übungen und Anregungen können Ihnen dabei helfen, die Ereignisse der letzten Tage oder Gedanken an die Aufgaben der kommenden Woche loszulassen:

Nach Hause kommen

Um einen wirklichen Schlussstrich unter die Arbeitswoche zu ziehen und Ihr Wochenende einzuläuten, können Sie sich ein kleines Nach-Hause-Komm-Ritual ausdenken.

Und so geht's:
Überlegen Sie, wo Sie am besten allen Stress und Ärger, den Sie nicht mit ins Wochenende nehmen wollen, symbolisch entsorgen können. Vielleicht ist das ein Papierkorb an der Bushaltestelle oder es sind die Müllcontainer vor Ihrem Haus. Nehmen Sie in Ihrer Vorstellung alles, was Sie loslassen wollen und werfen Sie es in den Müllbehälter Ihrer Wahl. Stellen Sie sich das bildlich vor oder notieren Sie Ihre Sorgen oder Ärgernisse zuvor kurz auf einen kleinen Zettel und werfen Sie diesen dann fort. Mit ein wenig Übung können Sie sich auf diese Weise sehr wirkungsvoll vom Alltagsstress befreien.

Darüber hinaus können Sie beim Nach-Hause-Kommen auch immer eine bestimmte Sache tun, mit der Sie Ihren Feierabend beginnen: Sie könnten z. B. zuerst Ihre Lieblings-CD einlegen. Oder sich einen heißen Tee zubereiten. Vielleicht möchten Sie zehn Minuten entspannt auf dem Bett liegen. Oder eine Viertelstunde meditieren. Probieren Sie verschiedene Dinge aus und bleiben Sie dann bei ein oder zwei Ritualen, die Sie regelmäßig durchführen. So schaffen Sie sich kleine „Erholungsanker": immer wenn Sie eines Ihrer Rituale durchführen, werden Sie spüren, wie der Stress des Tages von Ihnen abfällt.

Loslass-Übung „Das schwarze Loch"

Loslassen findet vor allem im Kopf statt. Solange wir immer noch an einen Vorfall auf der Arbeit oder einen Streit mit der Kollegin denken, ist es schwer, sich von den unguten Gefühlen zu befreien, die damit verbunden sind. Visualisierungsübungen sind hier sehr hilfreich.

Und so geht's:
Stellen Sie sich ein „Schwarzes Loch" im Weltall vor. Dieses Schwarze Loch ist so stark, dass es einfach alles anzieht – alles, worüber Sie sich Gedanken machen und alles, was Ihnen Sorgen bereitet. Stellen Sie sich vor, wie alles Negative, was Ihnen im Kopf herumgeht, in einer kreisenden Bewegung in dieses Loch fließt, so wie Wasser in einen Abfluss fließt.

Loslass-Übung: Seelischen Ballast entsorgen

Wenn Sie auch zu Hause noch an all die Probleme bei der Arbeit denken müssen, dann kostet Sie das viel Energie, und Sie können sich nur schwer entspannen. Deshalb ist es hilfreich, sich von solchen Sorgen zu befreien.

Und so geht's:
Setzen Sie sich bequem hin und schließen Sie die Augen. Atmen Sie ruhig ein und aus. Versuchen Sie die folgenden Bilder vor Ihrem inneren Auge zu sehen. Malen Sie sich das alles in Farben aus, so intensiv wie möglich.

Stellen Sie sich vor, dass Sie Ihre Sorgen, Ihre Probleme, einfach alles, was Sie im Moment belastet, auf einen Haufen werfen. Sehen Sie sich selbst dabei, wie Sie aus allen Ecken Ihres Kopfes, aus allen Winkeln Ihres Lebens das herbeiholen, was Ihnen zur Zeit das Leben schwer macht. Sie haben dann diesen Haufen Sorgen vor sich liegen. Und nun können Sie damit verschiedene Dinge tun:

– ihn in den Himmel schicken – Sie können z. B. alle Ihre Sorgen an kleine gasgefüllte Ballons hängen und sie fliegen lassen. Schauen Sie zu, wie Ihre Sorgen in den Himmel aufsteigen, bis Sie sie nicht mehr sehen können.
– ihn mit einer Rakete zum Mond schicken – Sie können Ihre Sorgen auch mit einer Rakete direkt in All schicken und sich vorstellen, wie sie dort in der Atmosphäre verglühen.
– die seelische Müllabfuhr kommen lassen – Sie können sich auch vorstellen, dass ein Auto der Müllabfuhr angefahren kommt. Aus ihm steigen vier oder fünf Müllmänner, nehmen alle Ihre Probleme und werfen Sie in den Müllwagen. Wenn Sie mögen, packen Sie selbst mit an! Wenn alle Sorgen und Probleme im Müllwagen verstaut sind, können Sie zuschauen, wie das Auto davonfährt.

Innere Stimmen und Bilder verändern

Nehmen wir an, Sie hatten in der letzten Woche ein sehr unangenehmes Gespräch mit Ihrem Chef. Er hat Sie kritisiert und Ihnen mit Kündigung gedroht. Auch wenn Sie das Schlimmste inzwischen klären konnten, so ist Ihnen vielleicht immer noch, als hörten Sie seine Stimme und sähen Sie sein verärgertes Gesicht vor sich. Und damit ist es natürlich nicht so leicht, sich auf das Wochenende einzulassen. Es gibt hilfreiche Möglichkeiten, solche inneren Stimmen und Bilder zu verändern.

Und so geht's:

Setzen Sie sich bequem auf einen Stuhl. Schließen Sie die Augen und gehen Sie noch einmal direkt in die Situation zurück. Im Beispielfall stehen Sie nochmals Ihrem Chef gegenüber. Sie hören seine Stimme und sehen in sein wütendes Gesicht. Stellen Sie sich nun in Ihrem Geiste zwei große Knöpfe vor – einen Lautstärkeknopf und einen Regler für die Helligkeit des Bildes. Beginnen Sie damit, den Lautstärkeregler langsam herunterzudrehen, so dass die Stimme Ihres Chefs immer leiser wird. Wiederholen Sie das so lange, bis seine Stimme in Ihrem Kopf wirklich immer leiser wird und schließlich ganz verstummt. Nun verändern Sie auch noch das inzwischen stumme Bild von Ihrem schimpfenden Chef: Schieben Sie den Helligkeitsregler so weit herunter, dass das Bild immer dunkler und dunkler wird, bis es vollkommen schwarz ist.

Auf diese Weise können Sie sich von allen möglichen unangenehmen Bildern oder Stimmen in Ihnen befreien, die Sie quälen.

Ankommen und loslassen

Die folgende Übung eignet sich sehr gut zum „Ankommen im Feierabend" und zum Loslassen von Ärger.

Und so geht's:

Nehmen Sie sich ein T-Shirt oder ein Paar Socken und falten Sie daraus ein kleines Kissen. Legen Sie sich nun auf eine Matte oder einen weichen Teppich auf den Rücken. Legen Sie das T-Shirt unter Ihre Lendenwirbelsäule. Ihre Beine können Sie entweder angewinkelt aufstellen oder ausgestreckt liegen lassen. Atmen Sie nun tief in den Bauch und nehmen Sie ganz bewusst wahr, wie der gefaltete Stoff Ihre

Wirbelsäule stützt. Schieben Sie das Stück Stoff dann immer wieder einige Zentimeter höher und spüren Sie jeweils mit tiefen Atemzügen dem Gefühl nach. Je weiter Ihr T-Shirt-Kissen Richtung Brustwirbelsäule kommt, desto deutlicher wird das Stützgefühl. Im Brustraum kommt es zu einer sanften Dehnung – atmen Sie genau in diese Dehnung hinein. Stellen Sie sich vor, wie Sie sich öffnen und weich werden. Nehmen Sie sich für diese Übung 10 bis 15 Minuten Zeit. Ruhige Entspannungsmusik hilft Ihnen dabei, Anspannungen loszulassen und ganz im Hier und Jetzt anzukommen.

Extra-Tipp:
Fortgeschrittene können auch ein Handtuch zusammenfalten und es aufrollen. Probieren Sie aus, welche Dicke Ihnen angenehm ist und legen Sie es sich quer oder längs unter den Rücken. Atmen Sie wieder intensiv in das wohltuende Gefühl der Dehnung hinein.

Körperlich loslassen: Entschlacken

Körperliche Methode des Loslassens sind das Entschlacken und das Fasten. Indem wir unseren Körper die Möglichkeit geben, sich von allen Giftstoffen zu befreien, können wir viel von dem loslassen, was uns belastet. Ein einzelnes Wochenende ist in der Regel für eine Fastenkur zu kurz. Aber Sie können dennoch einiges tun, um Ihren Körper zu entschlacken.

Und so geht's:
– Obst essen: Schon allein indem Sie vermehrt Obst und Gemüse zu sich nehmen, erreichen Sie eine sanft entschlackende Wirkung. Besonders geeignet sind folgende Obst- und Gemüsesorten: Ananas, Birne, Erdbeere, Me-

lone, Papaya, Weintrauben, Artischocke, Brokkoli, Spargel, Rote Beete, Chicoree und Sellerie.

– viel trinken: Je mehr Sie trinken, desto mehr Giftstoffe können Sie aus Ihrem Organismus schwemmen. Gut geeignet sind Wasser, Früchte- und Kräutertees und mit Wasser verdünnte Säfte.

– spezielle Kräutertees: Eine Reihe von Kräutertees haben eine ausschwemmende Wirkung, wie z. B. Brennnesseltee. Lassen Sie sich dazu in einem Reformhaus beraten, wo es auch sehr schmackhafte Teemischungen gibt, mit denen Sie sich verwöhnen können.

Anspannungen körperlich abbauen

Mit den folgenden Übungen können Sie Anspannungen und aufgestaute Gefühle vor allem auf der körperlichen Ebene loswerden:

Schattenboxen

Aggressionen und Frust lassen sich oft am wirkungsvollsten durch Bewegung abbauen.

Und so geht's:
Stellen Sie sich mit leicht gegrätschten Beinen mitten in den Raum. Achten Sie darauf, dass um Sie herum ausreichend Platz ist. Winkeln Sie nun Ihre Arme an und beginnen Sie locker mit einem imaginären Partner zu boxen. Achtung: Strecken Sie bei den Schlägen nie den Arm ganz aus, das schadet den Gelenken. Ziehen Sie Ihre Arme immer wieder früh genug zum Körper zurück. Geben Sie nun einfach Ihren Impulsen nach – wenn Sie wütend werden oder merken, dass es Ihnen gut tut, fester zu schlagen, tun Sie das. Atmen Sie mit jedem Schlag laut hörbar aus. Hüpfen Sie auf der

Stelle. Weichen Sie imaginären Schlägen aus. Bewegen Sie sich. Schattenboxen ist ziemlich anstrengend, baut aber sehr viel überschüssige und negative Energie in uns ab.

Extra-Tipp:
Auch der klassische Sandsack zum Boxen ist eine gute Möglichkeit, destruktive Energien aus sich herauszulassen.

Knet- und Knautschbälle

Wir können viele Aggressionen über unsere Hände ablassen, in dem wir etwas kneten oder schlagen.

Es werden inzwischen in vielen Geschäften Knet- und Knautschbälle angeboten, die entweder mit feinem Sand gefüllt sind oder aus einem Schaumstoff bestehen und nach Lust und Laune geknautscht und auch mal gegen die Wand geworfen werden können.

Einfach mal schreien

Manchmal sind wir so wütend, aggressiv oder verletzt, dass wir am liebsten laut schreien möchten. Da tut es gut, sich selbst eine Situation zu schaffen, in der man sich genau auf diese Weise von seinem Frust befreien kann.

Und so geht's:
- Setzen Sie sich z. B. ins Auto und brüllen Sie so laut und lange es Ihnen gut tut.
- Versenken Sie Ihren Kopf in Ihr Kopfkissen und schreien Sie, was das Zeug hält.
- Gehen Sie in die freie Natur und suchen Sie sich dort einen Ort, an dem Sie ganz allein sind.

– Wenn Sie die Möglichkeit haben, gehen Sie ans Meer und schreien Sie gegen die Brandung an.

Bioenergetische Übungen zum Spannungsabbau
Mit Übungen aus der Bioenergetik nach Alexander Lohen können Sie körperliche Anspannungen effektiv abbauen. Probieren Sie einfach einmal die folgenden Anregungen aus:

– **Fersen zum Himmel strecken:** Legen Sie sich auf den Boden, am besten auf eine Gymnastikmatte oder einen weichen Teppich. Ihre Arme liegen locker neben Ihrem Körper. Strecken Sie Ihre Beine nun mit leicht gebeugten Knien in Richtung Zimmerdecke. Ziehen Sie die Füße an und drücken Sie die Fersen nach oben. Wenn Ihre Beine zu zittern beginnen, führen Sie die Übung korrekt aus – genau dieses Zittern baut die Anspannung in Ihren Beinen ab. Atmen Sie ruhig weiter und halten Sie die Position so lange, wie es Ihnen angenehm ist.
– **Mit den Armen schlagen:** Legen Sie sich auf den Rücken auf Ihr Bett und stellen Sie die Füße auf, so dass Ihre Beine gebeugt sind. Machen Sie nun aus Ihren Händen Fäuste und hämmern Sie dann mit Ihren Armen auf die Matratze – so fest Sie mögen.
– **Handtuch auswringen:** Nehmen Sie ein mittelgroßes Handtuch zur Hand und stellen Sie sich möglichst rückenschonend hin: Bleiben Sie im Kreuz gerade, machen Sie also kein Hohlkreuz und auch keinen runden Rücken. Sie können auch leicht in die Knie gehen – der Rücken sollte aber auch dabei gerade bleiben. Wringen Sie nun das Handtuch mit beiden Händen kräftig aus. Lassen Sie alle Anspannungen und Aggressionen in das Handtuch fließen und pressen Sie es aus.

Freiheitstanz

Tanz und die freie Bewegung zur Musik werden von Menschen schon seit alters her genutzt, um sich auszudrücken und Spannungen abzubauen. Probieren Sie es selbst einmal aus.

Und so geht's:

Befreien Sie sich von allen Lasten und dumpfen Gedanken, in dem Sie Ihrem Körper erlauben, ungehemmt und frei zu tanzen. Lassen Sie Ihre Arme und Beine und Ihren gesamten Körper ausdrücken, was in Ihnen ist. Verausgaben Sie sich ruhig so richtig und fallen Sie dann laut keuchend auf Ihren Teppich. Sie werden spüren, wie wohltuend die Anspannungen des Tages von Ihnen abfallen.

Von oben bis unten abklopfen

Eine schöne Übung, um Anspannungen im Körper abzubauen, ist die folgende, die sehr häufig auch als Vorbereitung in ostasiatischen Kampfsporttechniken eingesetzt wird, wie z. B. im Aikido.

Und so geht's:

Stellen Sie sich bequem hin. Bilden Sie mit Ihren Händen lockere Fäuste und beginnen Sie damit, Ihren gesamten Körper locker abzuklopfen. Starten Sie unten an den Waden und gehen Sie die Oberschenkel hinauf. Klopfen Sie kräftig Ihren Po und sehr sanft Ihren Bauch. Dann klopfen Sie wie King Kong Ihre Brust. Beim Abklopfen der Arme beginnen Sie an den Handgelenken und gehen dann den Arm hinauf und die Schulter entlang. Hier kann der andere Arm den klopfenden unterstützen, so dass Sie auch an den hinteren Schulterbereich kommen. Nach den Armen klopfen Sie mit Ihren Fingerkuppen noch den Nacken, das Gesicht und den Kopf ab.

Stress ausatmen

Über unsere Atmung können wir viele Spannungen abbauen. Dabei spielt das Ausatmen eine viel wichtigere Rolle als das Einatmen. Atmen Sie Ihren Stress einfach aus.

Und so geht's:
Stellen Sie sich hin und nehmen Sie, während Sie einatmen, Ihre Arme hoch über Ihren Kopf. Atmen Sie dann mit einem lauten Zischen, Brummen oder Stöhnen aus – entweder schnell und kraftvoll oder bewusst langsam und intensiv. Wählen Sie hier die Möglichkeit, die Ihnen in Ihrer momentanen Stimmung die größere Erleichterung bringt, und wiederholen Sie diese Übung mehrere Male.

Innere Anspannungen ausleben

Unterdrückte Gefühle, angestaute Aggressionen und heruntergeschluckter Ärger führen zu innerer Anspannung. Einen Teil dieser Anspannung können Sie durch körperliche Bewegungen abbauen. Darüber hinaus ist es sehr wohltuend, sich auch noch auf andere Arten von innerer Anspannung zu befreien.

Frust herausschreiben

Schreiben hilft vielen Menschen dabei, Gedanken und Gefühle zu ordnen und zu verarbeiten. Nicht umsonst schreiben wir Tagebuch oder auch Briefe an andere Menschen, wenn uns etwas bewegt. Nutzen Sie das systematisch dazu, um Ihren Frust oder Stress abzubauen

Und so geht's:
Nehmen Sie ein möglichst großes Blatt Papier und einen
Stift, mit dem Sie auch fest aufdrücken können. Schreiben
Sie nun einfach drauflos. Achten Sie nicht auf Wortwahl,
Grammatik, Rechtschreibung oder Schönschrift. Schreiben
Sie, was immer gerade an Worten in Ihnen ist, kreuz und
quer über das ganze Blatt Papier. Zensieren Sie bitte nichts,
sondern schreiben Sie auch heftige Worte auf. Am Ende der
Übung können Sie das Blatt zerreißen und wegwerfen.

Briefe schreiben
Wir ärgern uns oft auch über einzelne Personen, wie z. B.
unsere Chefin, den Kollegen vom Büro gegenüber oder über
unsere Schwester. Es tut gut, all das loszuwerden, was wir
dem anderen immer schon sagen wollten, ohne ihn damit
zu verletzen.

Und so geht's:
Schreiben Sie einen Brief an den Menschen, über den Sie
sich ärgern – offen und ehrlich. Schreiben Sie dort alles hinein, was Sie dem anderen immer schon sagen wollten, worüber Sie sich ärgern und was der andere in Zukunft alles
unterlassen soll. Schreiben Sie so drastisch, wie es in Ihnen
ist. Am Ende zerreißen Sie diesen Brief und werfen ihn weg.

Stresskarte
Neben den Übungen für den Stressabbau im Augenblick
sollten Sie auf jeden Fall Ihren Stress auch langfristig reduzieren. Ein Wochenende kann Ihnen zwar kurzfristig Erleichterung verschaffen – um aber nicht dauerhaft auszu-
brennen, hilft nur ein systematisches Stressmanagement.
Hier eine Übung, mit der Sie einen ersten Überblick über
Ihre schlimmsten Stressfaktoren bekommen.

Und so geht's:
Nehmen Sie sich ein großes Blatt Papier und schreiben Sie in die Mitte das Wort „Stress". Schreiben Sie nun die Namen aller Personen, die Ihnen Stress bereiten und alle Situationen und Aufgaben, bei denen Sie Stress empfinden, auf. Das was Ihnen am meisten Stress macht, schreiben Sie nah an das Wort „Stress", was Sie weniger stresst, weiter weg.

Schließen Sie die Übung mit mindestens einer konkreten Maßnahme für die kommende Woche ab, mit der Sie einen Ihrer Hauptstressfaktoren mindern können. Wenn Sie auf diese Weise an jedem Wochenende über Ihre Stressfaktoren nachdenken und sich praktische Maßnahmen zur Stressminimierung überlegen, können Sie den Stress dauerhaft reduzieren.

Extra-Tipp für Paare:
Über die Woche kann sich auch eine Menge Beziehungsstress ansammeln, der aus Zeitnot nicht zur Sprache kommt. Bevor die „dicke Luft" zwischen Ihnen beiden Ihnen vielleicht das ganze Wochenende vermiest, können Sie mit der folgenden Übung gezielt Beziehungsstress loswerden:

Spielen Sie jeder dem anderen eine oder mehrere Szenen vor, in der Sie sich über den anderen geärgert haben. Überzeichnen Sie kräftig, denn je lustiger das Ganze wird, desto mehr Stress können Sie auf diese Weise abbauen. Idealerweise liegen Sie beide am Ende lachend auf dem Boden.

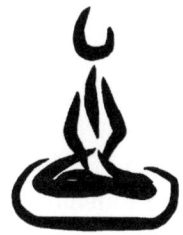

Zur Ruhe kommen

Ruhe und Entspannung ist das eigentliche Hauptziel vieler Menschen für ihr Wochenende. Und wenn wir die Hauptanspannung erst einmal abgebaut haben, wird es auch möglich, tatsächlich Ruhe zu finden. In diesem Kapitel können Sie verschiedene Entspannungsmethoden ausprobieren, um Ihrem Geist und Körper die wohlverdiente Ruhe zu geben.

Entspannen

Wie leicht fällt es Ihnen, sich zu entspannen? Idealerweise finden Sie für sich Methoden, mit denen Sie sich ganzheitlich entspannen können – also auf der körperlichen, geistigen und seelischen Ebene. Im Folgenden sind verschiedene Tipps und Übungen zusammengestellt.

Entspannende ätherische Öle

Nutzen Sie die entspannende Wirkung von ätherischen Ölen, indem Sie diese in eine Duftlampe geben. Gehen Sie mit reinen ätherischen Ölen immer sehr sparsam um, denn sie sind hochkonzentriert.

Zur Entspannung empfehlen sich vor allem:

- Kamille,
- Lavendel,
- Rose,
- Sandelholz,
- Vanille,
- Veilchen und
- Zimt.

Entspannung beim Sitzen: die Kutscherhaltung

Die sogenannte Kutscherhaltung eignet sich sehr gut als Ausgangsposition für verschiedene Entspannungsmethoden, wie das autogene Training oder mentale Entspannungsübungen.

Und so geht's:
Setzen Sie sich auf einen Stuhl und zwar so, dass Sie etwa auf den vorderen beiden Dritteln der Sitzfläche sitzen. Ihre Beine sind leicht gegrätscht und Sie stellen Ihre Füße mit der gesamten Sohle auf den Boden. Stützen Sie sich nun mit den Unterarmen locker auf den Oberschenkeln auf. Lassen Sie Ihre Hände locker zwischen den Knien hängen. Ihr Rücken sollte gerade sein, der Bauch leicht herausgestreckt. Den Kopf können Sie etwas senken. Schließen Sie dann die Augen und entspannen Sie sich mit jedem Atemzug tiefer und tiefer.

Autogenes Training

Das autogene Training ist eine wirkungsvolle Entspannungsmethode, mit der Sie Ihre Aufmerksamkeit auf Ihren Körper lenken und sich durch bestimmte Formeln, die Sie sich in Ihren Gedanken sagen, Schritt für Schritt entspannen.

Und so geht's:

Setzen Sie sich am besten in der eben beschriebenen Kutscherhaltung auf einen Stuhl. Sie können sich auch hinlegen, allerdings schlafen Sie dann unter Umständen ein.

Werden Sie sich nun Ihres Körpers bewusst. Wo liegt Ihr Körper auf der Unterlage oder dem Stuhl auf? Indem Sie Ihre Aufmerksamkeit auf Ihre Körperempfindungen richten, konzentrieren Sie sich auf sich selbst und werden immer weniger durch äußere Einflüsse abgelenkt. Sie können Ihr Körperempfinden nun durch Formeln positiv beeinflussen, wie z. B.:

- Meine Arme und Beine sind angenehm schwer.
- Meine Hände und Beine sind angenehm warm.
- Ich überlasse mich ganz meinem Atem – es atmet mich.
- Mein Bauch wird von einer angenehmen Wärme durchströmt.
- Meine Stirn fühlt sich angenehm kühl an.

Der Körper wird weich

Mit dieser Übung können Sie auf eine ganz sanfte und liebevolle Weise Ihren gesamten Körper entspannen.

Und so geht's:

Legen Sie sich auf einer Matte oder einem weichen Teppich auf den Boden. Stellen Sie sich nun vor, wie jemand Ihre Körperkontur, so wie Sie daliegen, mit einem Stück Kreide auf den Boden malt. Sie spüren regelrecht, wie Sie auf diese Weise ummalt werden. Nun lassen Sie mit jedem Atemzug Ihren Körper von der Mitte her „auseinanderfließen", so dass er immer breiter wird und über die ursprüngliche Linie hinwegfließt. Lassen Sie ganz los und werden Sie in Ihrer

Vorstellung immer formloser und weicher. Beenden Sie diese Übung mit einem wohligen Räkeln und setzen Sie sich langsam auf.

Extra-Tipp:
Diese Übung eignet sich auch sehr gut zum Einschlafen.

Entspannung mit Apfel

Im entspannten Zustand verändern sich unsere Gehirnwellen. Wenn wir aktiv arbeiten, befinden wir uns im sogenannten „Beta-Zustand", unsere Gehirnwellen sendet also Betawellen. Im Entspannungszustand sendet das Gehirn hingegen Alpha-Wellen. Dies können Sie mit einer ganz einfachen Übung erreichen.

Und so geht's:
Stellen Sie sich vor, dass Sie einen Apfel oben auf dem Hinterkopf balancieren, also an der Stelle, wo die meisten Menschen einen Wirbel im Haar haben. Am besten berühren Sie diesen Punkt kurz mit Ihrer Hand, schließen dann die Augen und visualisieren für ein, zwei Minuten den Apfel an dieser Stelle. Schauen Sie dann mit Ihren geschlossenen Augen gleichsam durch Ihren Kopf hindurch zu dem Apfel auf Ihrem Hinterkopf. Durch dieses Verdrehen der Augen beginnt das Gehirn damit, Alphawellen zu erzeugen.

Atmen Sie mehrmals tief dabei durch.

Kleine Imaginationsübungen zur Entspannung

Wir können unsere Vorstellungskraft, also die Fähigkeit, Bilder vor unserem inneren Augezu sehen, dazu nutzen, uns zu entspannen.

Und so geht's:

Im Folgenden einige Visualisierungsübungen zur Entspannung.

- **Übung „Blau"** – Schließen Sie die Augen und stellen Sie sich ein tiefes Blau vor. Tauchen Sie richtig ein in die Farbe und lassen Sie es immer intensiver werden. Falls Sie Schwierigkeiten haben, die Farbe wirklich zu sehen, können Sie einfach an den Himmel oder das Meer denken und dann in diese Farbe eintauchen.
- **Übung „See"** – Denken Sie an einen wunderschönen See, der idyllisch gelegen ist. Sie haben aus einer leicht erhöhten Position einen guten Blick auf die Wasseroberfläche. Nun werfen Sie einen Stein in die Mitte des Sees und schauen dabei zu, wie sich Kreise von der Mitte aus nach außen ziehen. Lassen Sie so lange Kreise entstehen, bis Sie ganz entspannt sind.
- **Eiswürfel-Übung** – Stellen Sie sich einen Eiswürfel vor, der auf einem Tisch in der Sonne liegt. Sie können sehen, wie das Eis im Licht glitzert. Und langsam beginnt der Eiswürfel in der Sonne zu schmelzen. Denken Sie sich ganz in das langsame Schmelzen des Eises hinein und spüren Sie, wie auch alle Verspannungen in Ihnen einfach wegschmelzen und Ihr Körper wohlig warm wird.

Meditation

Meditation kann als die Kunst bezeichnet werden, sich ganz bewusst und achtsam jedem Augenblick zu öffnen. Dabei geht es vor allem darum, den Geist zu beruhigen und unsere Sorgen und Ängste loszulassen, um uns nur noch auf das einfache Da-Sein zu konzentrieren.

Meditationshaltung

Für den klassischen Meditationssitz wählen Sie eine nicht zu weiche Unterlage – ideal ist eine Turnmatte auf dem Boden. Sie können sich im Schneidersitz hinsetzen oder in der halben oder ganzen sogenannten Lotus-Position, bei der Ihre Füße auf dem jeweils anderem Oberschenkel ruhen (beim halben Lotossitz liegt nur ein Fuß auf dem Oberschenkel des anderen Beines, der andere Fuß ruht auf dem Boden). Ein Meditationskissen erleichtert Ihnen diese Haltung. Sie können aber auch in der auf S. 50 beschriebenen Kutscherhaltung meditieren.

Entscheidend ist, dass Ihre Wirbelsäule möglichst gerade ist, dabei aber nicht verkrampft, sondern locker. Die Energie in Ihrem Körper soll sich frei von oben nach unten und umgekehrt bewegen können. Achten Sie darauf, dass Sie Ihr Kinn etwas zur Brust hin ziehen, damit der Nacken sanft gedehnt ist. So kann die Energie leichter vom Kopf zum Körper und umgekehrt fließen. Ihre Hände können mit den Handflächen nach oben auf Ihren Knien ruhen. Mit Daumen und Zeigefinger können Sie einen Kreis bilden und die anderen Finger locker gerade halten. Wenn diese Handhaltung für Sie zu unbequem ist, können Sie die Hände auch mit den Handflächen nach unten auf Ihren Knien ruhen lassen.

Sie können die Augen schließen oder auch halb geöffnet lassen, ohne dabei jedoch einen festen Punkt zu fixieren. Blicken Sie quasi durch Ihre Umgebung hindurch in die Ferne. Achten Sie darauf, dass Ihr Mund leicht geöffnet und Ihr Kiefer entspannt ist. Ihre Zungenspitze legen Sie am besten sanft an den Gaumen gleich hinter die Schneidezähne.

Mini-Meditationen

Den wenigsten von uns fällt das Meditieren auf Anhieb leicht, aber es gibt einige kleinere Meditationsübungen, mit denen Sie sich ganz unkompliziert etwas Gutes tun können.

Und so geht's:

- **Mini-Meditation „180 Sekunden":** Stellen Sie sich eine Zeitschaltuhr auf drei Minuten. Schließen Sie die Augen und sitzen Sie einfach nur da. Lassen Sie alle möglichen Gedanken einfach vorbeiziehen und versuchen Sie, die drei Minuten so bewusst wie möglich zu erleben. Seien Sie ganz im Hier und Jetzt.
- **Wohltuende Worte:** Setzen Sie sich bequem in einen Sessel oder auf einen Stuhl. Bitte legen Sie sich nicht hin, da Sie sonst möglicherweise einschlafen, was nicht Ziel dieser Übung ist. Schließen Sie die Augen und atmen Sie mehrere Male tief durch. Zählen Sie im Geiste mit Ihren Atemzügen langsam von zehn bis eins zurück und entspannen Sie sich mit jeder Zahl etwas mehr. Sagen Sie sich nun in Ihrem Geist angenehme Worte, wie z. B. „Ruhe", „Entspannung", „Frieden" oder „Gelassenheit". Lassen Sie andere Gedanken einfach ziehen und wiederholen Sie immer wieder langsam und konzentriert Worte, die in Ihnen Wohlbefinden auslösen.
- **Rosenmeditation:** Falls es Ihnen eher schwer fällt, sich innere Bilder vorzustellen, können Sie sich auch vor eine Rose oder Kerze setzen und diese dann aufmerksam betrachten. Vertiefen Sie sich ganz in die Blume oder das Kerzenlicht und nehmen Sie die kleinsten Elemente war, z.B. wie seidig die Blätter aussehen, welche Licht- und Schattenspiele Sie erkennen können u. ä. Achtsames Schauen ist eine sehr meditative Übung.

Gehmeditation

Eine weitere Möglichkeit, die auch ohne Vorkenntnisse relativ leicht durchgeführt werden kann, ist die Gehmeditation.

Und so geht's:
Suchen Sie sich einen Ort, an dem Sie für einige Zeit ungestört und unbeobachtet für sich sein können. Stellen Sie sich nun zunächst ruhig hin und atmen Sie mehrere Male tief durch. Werden Sie sich des Ortes bewusst, an dem Sie gerade sind. Achten Sie auf Geräusche, Gerüche, die Temperatur u. ä. Richten Sie dann Ihre Aufmerksamkeit in Ihr Inneres. Beginnen Sie langsam und sehr achtsam Schritt für Schritt zu gehen. Legen Sie Ihre ganze Aufmerksamkeit in den Prozess des Gehens. Lassen Sie alles andere los.

Extra-Tipp:
Eine andere Form der Gehmeditation können Sie auch auf einem normalen Spaziergang durchführen: Atmen Sie drei Schritte lang ein und dann drei Schritte lang aus. Atmen Sie dann vier Schritte lang ein und vier Schritte lang aus. Steigern Sie die Anzahl der Schritte für jedes Ein- und Ausatmen, so lange es Ihnen angenehm ist, und reduzieren Sie dann die Anzahl der Schritte für jeden Atemzug wieder um einen Schritt, bis Sie wieder bei drei Schritten fürs Ein- und drei Schritten fürs Ausatmen angekommen sind. Das können Sie beliebig oft wiederholen.

Atmung

Unsere Atmung spielt für die Entspannung eine große Rolle. Indem wir lernen, unsere Atmung zu steuern, schaffen wir vielfältige Möglichkeiten, uns zu entspannen.

Bewusst atmen

Im Getriebe des Alltags atmen die meisten von uns nicht ruhig und entspannt, sondern eher flach und schnell. Den Atem bewusst wahrzunehmen und zu vertiefen, ist der erste Schritt zu einer tiefen Entspannung.

Und so geht's:
Schließen Sie für einen Moment die Augen und richten Sie Ihre Aufmerksamkeit auf Ihren Atem. Geht er schnell und flach? Atmen Sie nur in den Brustkorb und nicht in den Bauch?

Verändern Sie behutsam Ihre Atmung, indem Sie Ihre Atemzüge langsam tiefer werden lassen. Atmen Sie bis hinunter in Ihren Bauch – er sollte sich deutlich wölben, wenn Sie einatmen und flacher werden, wenn Sie ausatmen.

Wellenatmung

Wenn wir die Art zu atmen mit einer wohltuenden Vorstellung verknüpfen, können wir die Entspannung vertiefen.

Und so geht's:
Legen Sie sich entspannt auf einen weichen Teppichboden oder auf Ihr Bett. Legen Sie die Arme seitlich neben sich und schließen Sie die Augen. Stellen Sie sich vor, dass Sie an einem Strand liegen. Es ist angenehm warm und Ihr Körper sinkt leicht in den weichen Sand ein. Sie hören die Meeresbrandung, wie sie ganz ruhig und langsam im Takt Ihrer Atmung an den Strand schlägt. Lassen Sie die Brandung und auch Ihre Atmung immer langsamer werden und entspannen Sie sich so immer tiefer.

Atemübung aus dem Yoga

Atmen Sie mit geschlossenen Augen tief durch die Nase ein und dann durch den Mund wieder aus. „Bremsen" Sie das Ausatmen etwas ab, indem Sie zum Beispiel einen zischenden oder brummenden Ton von sich geben. Es sollte möglichst doppelt so lange dauern wie das Einatmen. Wiederholen Sie diese Übung einige Male hintereinander.

Entspannung für den Körper

Hier finden Sie einige weitere Übungen, mit denen Sie sich körperlich entspannen können.

Schnellentspannung

Mit der sogenannten progressiven Muskelentspannung können Sie sich sehr schnell wirkungsvoll entspannen – und zwar auch dann, wenn Ihnen das sonst eher schwer fällt.

Und so geht's:
Setzten Sie sich auf einen Stuhl oder legen Sie sich auf den Boden und spannen Sie für einen Moment alle Muskeln Ihres Körpers an – Arme, Beine, Pomuskeln, Bauchmuskeln. Ziehen Sie die Schultern hoch und kneifen Sie Ihr Gesicht zusammen. Und wenn Sie denken, es geht nicht fester, dann spannen Sie alles noch ein kleines bisschen mehr an. Dann lassen Sie los – am besten mit einem erlösten Seufzer oder einem wohligen Stöhnen. Genießen Sie die Entspannung. Wiederholen Sie diese Übung einige Male.

Wenn Sie sich ein bisschen mehr Zeit nehmen wollen, können Sie diese An- und Entspannungsmethode auch für die einzelnen Bereiche Ihres Körpers durchführen. Beginnen Sie in diesem Fall mit Ihren Beinen und Armen. Anschließend sind Po, Bauch Schulter-, Nackenpartie, und das Gesicht dran. Schließen Sie die Übung ab, indem Sie den gesamten Körper an- und dann entspannen.

> **Extra-Tipp für Paare:**
> Stellen Sie sich einander gegenüber hin und legen Sie Ihre Handflächen aneinander. Drücken Sie nun beide unter dem Einsatz Ihres Körpergewichts kräftig gegeneinander – aber Achtung: der Stärkere sollte dabei aufpassen, dass er den anderen nicht umwirft.

Bauen Sie viel Spannung auf und halten Sie den Druck eine Weile. Dann lassen Sie los und entspannen Sie wohlig.

Sich einfach mal hängen lassen
Haben Sie Lust, sich mal so richtig hängen zu lassen? Dann ist diese Übung genau das Richtige für Sie!

Und so geht's:
Stellen Sie sich aufrecht hin, heben Sie Ihre Arme bis hoch über Ihren Kopf und lassen Sie dann Ihren Oberkörper wohlig nach unten zum Boden fallen. Pendeln Sie hin und her und lassen Sie sich einfach hängen. Wiederholen Sie diese Übung ruhig einige Male hintereinander.

Yoga-Übung: das Blatt
Eine schöne kleine Übung aus dem Yoga zur Entspannung.

Und so geht's:
Knien Sie sich auf eine Matte oder einen weichen Teppich. Legen Sie nun Ihren Kopf mit Ihrer Stirn vor Ihren Knien auf dem Boden ab. Ihr Po sollte möglichst auf den Fersen ruhen

bleiben, so dass sich Ihre Wirbelsäule rundet und Ihr Körper ganz eingerollt ist wie ein Blatt. Schaffen Sie zwischen Ihren Oberschenkeln etwas Raum für Ihren Bauch. Ihre Hände ruhen neben Ihrem Köper. Atmen Sie ruhig weiter und genießen Sie diese geborgene Entspannungshaltung.

Stille erleben und genießen

Machen Sie sich bewusst, von wie vielen Geräuschen Sie normalerweise umgeben sind. Für viele von uns ist Lärm schon so selbstverständlich geworden, dass wir Stille kaum ertragen. Zur Ruhe zu kommen, ist aber nur möglich, wenn wir uns auch in eine ruhige Umgebung begeben und uns dem lauten Treiben um uns entziehen. Probieren Sie einmal die folgenden Übungen aus.

Stille wählen
Reservieren Sie sich an Ihrem Wohlfühlwochenende eine gewisse Zeit, in der Sie ganz und gar auf jede akustische Untermalung verzichten – also kein Radio, keine CD, kein Fernsehen. Einfach nur Stille.

Am Anfang mag Ihnen dann Ihre Wohnung vielleicht ganz fremd und einsam vorkommen. Aber nachdem Sie sich ein bisschen daran gewöhnt haben, werden Sie feststellen, wie wohltuend die Ruhe ist.

Stille Stunde
Schweigen kann etwas sehr Schönes sein, wenn die Ursache nicht in verletzten Gefühlen o. ä. liegt. Sich innerhalb der Familie ganz bewusst für eine „stille Stunde" am Wochenende zu entscheiden, ist für viele eine neue Erfahrung. Hier einige Tipps für eine solche stille Stunde:

- Setzen Sie sich alle zusammen gemütlich auf Ihr Sofa und genießen Sie einfach nur die Nähe zueinander. Solche Nähe braucht keine Worte.
- Verbringen Sie Ihre stille Stunde mit einem Spaziergang – so können Sie ungestört Ihren Gedanken nachhängen.
- Wählen Sie eine ruhige Musik aus, vielleicht Entspannungsmusik oder klassische Stücke und machen Sie diese ganz leise an. Setzen Sie sich dann alle gemeinsam an den Tisch, zünden eine Kerze an und hören Sie einfach nur der leisen Musik zu. Sprechen Sie nicht, sondern genießen Sie Ihr ruhiges Beisammensein.

In Stille essen

Unsere Mahlzeiten eignen sich sehr gut dazu, uns alle in Stille zu üben. Sie könnten z. B. das Frühstück am Samstag schweigend mit Ihren Lieben verbringen. Auch Kinder sind empfänglich für so ein stilles Mahl. Sie müssen nur ein wenig Geduld haben, denn schweigend zu essen, ist für viele sehr ungewohnt. Aber es tut gut, sich allein der Mahlzeit und dem Geschmack zu widmen, ohne sich durch Gespräche abzulenken.

Bewusstes Alleinsein

Phasenweise mal ganz allein für sich zu sein, ermöglicht es uns, zu uns selbst zu kommen. Wir können uns mit uns selbst beschäftigen und uns sehr nahe sein. Wir können auch einfach ganz und gar so sein, wie wir wollen, müssen keine Rücksicht nehmen, keine Fragen beantworten, keinen Rat annehmen. Vielleicht möchten Sie sich für Ihr Wohlfühlwochenende etwas Zeit ganz allein für sich reservieren?

Spaziergang mit sich selbst

Nutzen Sie z. B. den Sonntag für einen ausgedehnten Spaziergang in der Natur. Gehen Sie ganz allein – das öffnet Sie für neue Gedanken und Erkenntnisse. Dabei spielt sowohl der heilende Effekt der natürlichen Umgebung und frischen Luft eine Rolle, als auch die Bewegung. Und dadurch, dass Sie mit Ihren Gedanken ungestört sind und nicht durch ein Gespräch abgelenkt werden, können sich ganz neue Ideen und Einsichten in Ihnen formen. Probieren Sie es aus – Sie werden ganz sicher mit neuen Erkenntnissen nach Hause kommen.

Sich selbst halten

Nehmen Sie sich doch einfach öfter selbst in den Arm! Das klingt vielleicht komisch, aber es tut gut, einmal die Arme fest um den Oberkörper zu schlingen oder um die Knie, wenn man auf dem Boden sitzt.

Konsequent allein – die Idee des Retreats

Wenn Sie das Alleinsein für Ihr Wohlgefühl ganz konsequent und ohne jede Unterbrechung durch Familienmitglieder, Freunde o. ä. erleben möchten, eignet sich ein „Retreat" für Sie. „Retreat" steht im Englischen für „Rückzug" und beschreibt damit das ganz bewusste Zurückziehen aus dem Alltag, also eine Art „Kurz-Eremitendasein". Normalerweise dauert so ein Retreat länger als nur ein Wochenende, aber Sie können dennoch überlegen, ob es Ihnen nicht gut tun würde, sich für ein Wochenende ganz aus Ihrer Familie auszuklinken. Hierfür ein paar Tipps:

- **ein Wochenende im Wellness-Hotel:** Es gibt Hotels, die sich auf Wellness-Angebote spezialisiert haben und in denen Sie sich dann von Kopf bis Fuß verwöhnen lassen können.
- **Einfach mal raus:** Eine schlichte, kleine Pension oder Ferienwohnung, nicht allzu weit von Ihrer Stadt entfernt, kann ebenfalls schon den wohltuenden Abstand zum Alltagstreiben bringen. In der Nebensaison können Sie hier meist auch sehr günstig ausspannen.
- **Klosteraufenthalt:** Immer öfter wird auch die Möglichkeit angeboten, für einige Tage in einem Kloster zu wohnen. Finden Sie heraus, ob auch in Ihrer Nähe solche Klosterunterkünfte gibt. Die ruhige Abgeschiedenheit eines Klosters eignet sich besonders gut für ein Retreat am Wochenende. (Das Buch „Der Klosterurlaubsführer" von Hanspeter Oschwald, erschienen bei Herder Spektrum, liefert zahlreiche Adressen von Klöstern im deutschsprachigen Raum und in Europa, die Gastaufenthalte anbieten.)

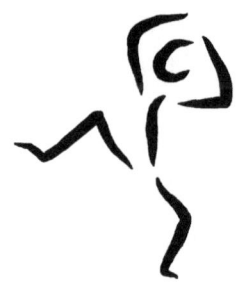

Annehmen, was in uns ist –
Schmerzen, Gefühle, Stimmungen

Gerade am Wochenende wollen wir uns gut fühlen und unsere freien Tage gut gelaunt verbringen – und das natürlich erst recht, wenn es ein Wellness-Wochenende sein soll! Aber tatsächlich kommen meist genau dann, wenn wir nicht mehr nur auf den Druck des Alltags reagieren müssen, eine Menge Gefühle, Stimmungen und evtl. auch Schmerzen in uns hoch.

Viele Menschen bekommen z. B. Kopfschmerzen, wenn sie einen freien Tag haben. Manche sind schlecht gelaunt oder fühlen sich auf unerklärliche Weise traurig. So ärgerlich oder beängstigend das vielleicht sein mag – zur Wellness gehört auch, Gefühle und Stimmungen zuzulassen und anzunehmen.

Zugegeben, dieser Aspekt der Wellness ist auf den ersten Blick nicht der angenehmste. Aber er kann Ihnen mittelfristig sehr viel Erleichterung und Wohlbefinden bringen. Wenn Sie also merken, dass dieser Sonntag wieder einer der Tage ist, an denen der graue Himmel noch grauer als sonst erscheint und das Gewicht auf Ihren Schultern besonders schwer wiegt und Ihnen noch dazu vielleicht übel ist, dann nehmen Sie das an. Sagen Sie für eine gewisse Zeit „Ja" zu

Schmerzen, Tristesse, Traurigkeit und Frust. Erlauben Sie sich einfach für die nächsten ein, zwei oder drei Stunden so zu empfinden. Es ist vollkommen menschlich und natürlich, nicht immer „nett und glatt" zu sein. Sie können Ihre Lieben ja vorwarnen und sie bitten, nachsichtig zu sein oder Sie einfach in Ruhe zu lassen.

Sie müssen nicht perfekt sein. Nehmen Sie sich Zeit für sich und erlauben Sie sich, die freundliche Fassade fallen zu lassen. Wenn Sie sich schlecht gelaunt fühlen, dann seien Sie schlecht gelaunt. Wenn Ihnen Ihr Körper Signale in der Form von Schmerzen sendet, dann hören Sie zu.

Sie finden im Folgenden eine ganze Reihe von Übungen, mit denen Sie Ihre Stimmungen und Gefühle in dosierter Form konstruktiv ausleben können und Tipps, wie Sie mit Schmerzen umgehen können.

Die Vielfalt unserer Emotionen

Neben Kopfschmerzen sind depressive Verstimmungen ein häufiger Begleiter unserer Wochenenden. Oder auch Mattigkeit, Trauer, ein Gefühl der Leere. Natürlich erleben manche von uns auch ganz andere Gefühle: Euphorie, Albernheit, ein Gefühl von Energiegeladenheit u. ä.

Lassen Sie Gefühle zu. Weinen Sie, wenn Sie können. Lachen Sie, wenn Ihnen danach ist. Tun Sie beides abwechselnd oder gleichzeitig.

Wenn Sie sich z. B. traurig oder niedergeschlagen fühlen, dann sind Sie sehr nah an sich selbst. Wir sind angesichts solcher Emotionen schnell verunsichert und möchten sie

„weghaben". Aber sie sind ein Teil von uns, und es ist manchmal sehr wohltuend, sie einfach auszuleben, ohne sich allerdings in sie hineinzusteigern.

Nehmen Sie Trauer wahr – sie ist ein wertvolles Gefühl, das zu Ihnen gehört – ebenso wie Verzweifelung, Wut, Einsamkeit, aber auch Glück, Freude, Stolz oder Zufriedenheit. In uns ist die ganze Palette aller Gefühle, doch weil wir im Arbeitsalltag „funktionieren" müssen, blenden wir unerwünschte Gefühle aus. Auf Dauer macht das krank und schneidet uns von uns selbst ab. Hier finden Sie eine Reihe von Übungen, mit denen Sie die Welt Ihrer Gefühle entdecken und ausleben können.

Musikdusche

Musik bietet vielen Menschen die Möglichkeit, Gefühle und Gedanken fast schlagartig zu verändern. Sie kennen sicher auch verschiedene Musikstücke, die bei Ihnen ganz besondere Gefühle oder Gedanken auslösen. Nutzen Sie diese ganz bewusst.

Und so geht's:

Nehmen Sie möglichst einen tragbaren Walkman oder CD-Spieler und einen Kopfhörer. Legen Sie dann Musik ein, nach der Sie auch gerne tanzen. Es sollte Musik sein, die Sie emotional berührt und mitreißt. Stellen Sie sich mitten in den Raum und tauchen Sie für zehn Minuten ganz und gar in die Musik ein – und das so laut Sie mögen. Keine Sorge: für kurze Zeit schadet es nicht, auch mal sehr laut Musik zu hören. Die Musik sollte mindestens so laut sein, dass Sie alles um sich herum vergessen können. Geben Sie allen Gefühlen und Regungen in Ihnen nach.

Ausdruck mit Musik

Musikinstrumente eignen sich auch sehr gut, um den eigenen Gefühlen Ausdruck zu verleihen. Wenn Sie selbst ein Instrument spielen, können Sie ganz intuitiv eine Melodie spielen, die Ihre momentane Gefühlssituation ausdrückt. Auch über Gesang können wir unsere Stimmungen ausleben.

Gefühle malen

Statt unsere Gefühle zu unterdrücken, können wir sie kreativ ausdrücken.

Und so geht's:

Wählen Sie für jedes Gefühl in Ihnen eine Farbe. Nehmen Sie Fingerfarben, dicke Filzer oder Buntstifte und malen Sie Gefühlsbilder – spontan und ohne nachzudenken. Es kommt überhaupt nicht darauf an, was Sie malen und ob man etwas daraus erkennen kann. Es geht allein darum, Ihren Gefühlen Ausdruck zu verleihen.

Wortassoziationen

Stimmungen und Gefühle sind oft bedrohlich für uns, weil wir sie als diffuses Knäuel erleben und nicht einordnen können, woher sie kommen und was mit uns geschieht. Das Schreiben ist hier eine wohltuende Methode, um mehr Klarheit zu bekommen und gleichzeitig dem Gefühl oder der Stimmung einen Raum zu geben.

Und so geht's:
Wenn Sie sich z. B. traurig oder einsam fühlen, dann nehmen Sie ein großes Blatt Papier und schreiben Sie in die Mitte ein Wort, das Ihre Stimmung beschreibt, in diesem Fall also z. B. „Trauer" oder „Einsamkeit". Schreiben Sie nun rund um dieses Wort, was immer Ihnen dazu in den Sinn kommt. Das können Gründe, Einfälle, Ideen, Namen, Geschichten, Erlebnisse oder auch einfach nur Worte sein, die Ihnen in den Sinn kommen.

Mit der anderen Hand schreiben

Eine weitere Methode, um aufwühlende Emotionen und Gedanken aufs Papier zu bringen ist die, mit unserer nicht-dominanten Hand einen Brief an uns selbst zu schreiben. Als Rechtshänder schreiben Sie also mit Ihrer linken Hand und als Linkshänder mit Ihrer Rechten. Beschreiben Sie sich selbst, wie es Ihnen geht.

Diese Übung kann sehr aufwühlend sein. Indem wir unbeholfen in einer krakeligen Schrift über uns selbst schreiben, bekommen wir Kontakt zu einem sehr kindlichen Teil in uns, den wir die Woche über in der Regel vernachlässigen. Lassen Sie das für den Zeitraum dieser Übung einfach einmal zu, denn Sie können so herausfinden, welche Defizite Sie normalerweise erleben, ohne sich dessen bewusst zu sein. Nur wenn Sie wissen, was Ihnen fehlt, können Sie sich das dann in einem nächsten Schritt auch geben.

Mal wieder weinen

Weinen tut manchmal richtig gut. Aber als Erwachsene gestehen die meisten von uns sich das nur noch sehr selten zu. Lassen Sie es zu, auch mal wieder zu weinen, z. B. wenn Sie einen traurigen Film sehen, eine tragische Geschichte lesen o. ä.

Auch die immer wiederkehrende Trauer z. B. über den Verlust eines Elternteils oder eines anderen nahestehenden menschen sollte ihren Raum bekommen, denn unsere Traurigkeit gehört zu uns genauso wie unsere Fröhlichkeit. Nutzen Sie also eine oder zwei Stunden Ihres Wohlfühl-Wochenendes ruhig dazu, einer verstorbenen Person zu gedenken oder einer verlorenen Liebe nachzuhängen.

Extra-Tipp für Paare:
Am Wochenende sehnen Sie sich sehr wahrscheinlich nach Harmonie mit Ihrem Partner. Aber leider lässt sich auch das nicht immer erzwingen. Über die Woche staut sich zwischen Lebenspartnern oft vieles an, das dann am Wochenende zu Streit führt. Die folgende Übung kann Ihnen dabei helfen, Streitigkeiten und Konflikte bewusst und dosiert zuzulassen:

Setzen Sie sich beide am Tisch einander gegenüber hin. Einigen Sie sich, wer beginnt. Stellen Sie eine Zeitschaltuhr auf fünf bis zehn Minuten und derjenige, der anfängt, darf sich nun alles in punkto Beziehung von der Seele reden: was ihn belastet, geärgert hat oder worüber er sich Sorgen macht.

Dabei gelten folgende Regeln:

1. Keine Vorwürfe, sondern ausschließlich „Ich-Formulie-
   rungen" – also etwa „Ich habe mich vernachlässigt ge-
   fühlt." statt „Du hast Dich nicht um mich gekümmert".
   Es geht darum, sich und die eigenen Gefühle dem anderen mitzuteilen und nicht darum, den anderen zu atta-
   ckieren.
2. Der andere darf nur zuhören, nichts erwidern.

Nach dieser Sprechzeit sollten Sie beide einige Minuten
schweigen und zur Ruhe kommen. Dann ist der andere
dran. Auch danach ist es gut, einige Minuten ruhig dazusit-
zen. Es empfiehlt sich, nach dieser Übung nicht gleich in ein
Gespräch über die Beziehung einzusteigen, sondern das,
was der andere gesagt hat, einfach erst einmal „sacken" zu
lassen. Regelmäßig durchgeführt, kann diese Übung sehr
wohltuend sein, weil Sie damit vermeiden, dass etwas unter
den Teppich gekehrt wird.

Stimmungen verändern

Viele Menschen fürchten sich davor, sich ihren Stimmungen hinzugeben, weil sie Angst davor haben, sie nicht kontrollieren zu können. Trauer, Verzweiflung oder Wut können sehr bedrohlich wirken und die Gefahr, nicht wieder
aus der Stimmung herauszufinden, hält manch einen davon ab, sich überhaupt einmal auf diese inneren Regungen
einzulassen.

Tatsächlich aber sind wir unseren Stimmungen und Gefühlen nicht hilflos ausgeliefert. Es gibt verschiedene Möglichkeiten, eine Stimmung in uns zu verändern.

Die Körperhaltung verändern

Unsere Körperhaltung drückt oft sehr deutlich aus, wie wir uns fühlen – und gleichzeitig fühlen wir uns durch unsere Körperhaltung auch auf eine bestimmte Weise. Beides bedingt sich wechselseitig. Das können Sie dazu nutzen, Ihre Stimmungen zu verändern.

Und so geht's:
Probieren Sie ganz verschiedene Körperhaltungen aus. Stellen Sie sich z. B. mit hängenden Schultern, gebeugtem Kreuz und gesenktem Kopf hin und spüren Sie nach, wie Sie sich dabei fühlen. Richten Sie sich dann auf, heben Sie den Kopf und laufen Sie dynamisch durch den Raum. Wir fühlen Sie sich jetzt? Indem Sie herausfinden, wie Sie sich in den unterschiedlichsten Körperhaltungen fühlen, können sie diese dann auch dazu nutzen, sich gewollt in die verschiedensten Stimmungen zu versetzen.

Den Fokus verschieben

Sie haben die Möglichkeit, Ihre Aufmerksamkeit auf all das zu lenken, was in Ihrem Leben nicht so gut läuft, wie z. B. Stress im Büro, Ärger mit dem Partner oder der Partnerin oder Probleme mit den Kindern. Dann ist es kein Wunder, wenn Sie sich schlecht fühlen. Genauso gut können Sie Ihren Blick aber auch auf all das in Ihrem Leben richten, was gut läuft und schön ist– und Sie werden merken, wie gut Sie sich damit fühlen.

Und so geht's:
Erstellen Sie eine Liste von allen Dingen, über die Sie sich in Ihrem Leben freuen können – große und ganz kleine Sachen. Schon allein das Schreiben dieser Liste tut gut, und wenn es Ihnen dann mal nicht so gut geht, können Sie sich mit einem Blick darauf wieder aufmuntern.

Antworten auf die Frage „Wofür bin ich heute dankbar" zu finden, ist ebenfalls eine gute Möglichkeit, den Blick auf das Schöne in unserem Leben zu richten.

Inneres Lächeln

Probieren Sie diese schöne, beinahe meditative Übung aus: Setzen Sie sich aufrecht, aber entspannt auf einen Stuhl oder im Schneidersitz auf den Boden. Schließen Sie die Augen. Atmen Sie mehrere Male tief durch. Stellen Sie sich nun vor, dass ganz tief in Ihrem Bauch ein kleines Lächeln entsteht. Erst nur ganz zaghaft und scheu, wie ein leichtes Spiel der Mundwinkel. Lassen Sie das Lächeln in Ihrem Inneren dann immer größer und breiter werden. Sie können es anwachsen sehen und spüren, wie es immer intensiver wird. Bald lächelt Ihr ganzer Bauch. Und das Lächeln strahlt in Ihre Brust, Ihre Arme und Beine und in Ihr Gesicht aus. Sie werden selbst zu einem frohen Lächeln.

Sich erden und Halt finden

Wenn wir den Sturm unserer Gefühle einmal zulassen, helfen uns Übungen, mit denen wir anschließend Halt finden und uns erden können.

Und so geht's:
- Getragen von Mutter Erde: Suchen Sie sich eine Wiese, auf der Sie für eine Weile ungestört sein können. Legen Sie sich nun auf den Boden. Strecken Sie Ihre Arme und Beine locker aus und spüren Sie, wie der Boden Sie trägt. Machen Sie sich bewusst, dass Sie auf einem großen Planeten liegen und dass Sie ganz sicher von ihm getragen werden. Spüren Sie die Kraft der Erde unter sich und nehmen Sie so viel von dieser wohltuenden Energie auf, wie Sie gerade brauchen.

- Einen Baum umarmen: Wenn Sie sich traurig fühlen, verwirrt oder verzweifelt sind, dann gehen Sie hinaus in die Natur. Suchen Sie sich einen großen starken Baum aus und umarmen Sie diesen. Auch wenn Sie sich vielleicht dabei zunächst etwas komisch vorkommen, werden Sie sehr schnell merken, wie wohltuend diese Übung ist. Legen Sie ihre Wange an die Borke und spüren Sie einfach nur die wohltuende Stärke des Baumes. Lassen Sie sich davon trösten und nehmen Sie dieses Gefühl mit nach Hause.

Unterstützung durch Bachblüten

Bachblüten bieten eine sehr sanfte Möglichkeit, unsere Stimmungen anzunehmen und dennoch in einem positiven Sinne aufzufangen. Die Wirkung von Bachblüten ist zwar nicht wissenschaftlich belegt, aber viele Menschen schwören auf die positive Wirkung dieser vorwiegend aus Pflanzen gewonnenen Substanzen.

Und so geht's:
Bachblüten erhalten Sie in der Apotheke. Anwenden können Sie die Bachblüten am besten, in dem Sie zwei Tropfen auf ein Glas Wasser geben und es in kleinen Schlucken über mehrere Stunden verteilt trinken. Hier eine Auswahl an Blüten, die in Frage kommen – lassen Sie sich dazu ausführlich von einem Heilpraktiker beraten.

- **Mustard** (Senf): Vor allem bei Schwermut, Verzweiflung und dunkler Gemütslage.
- **Gorse** (Stechginster): Bei Hoffnungslosigkeit und negativem Denken.
- **Sweet Chestnut** (Edelkastanie): Bei großer Verzweiflung.
- **Wild Rose** (Heckenrose): Bei Resignation und einem Gefühl von Gleichgültigkeit.

Aufmunternde ätherische Öle

Auch mit der Hilfe von ätherischen Ölen können Sie düstere Stimmungen etwas aufhellen.

Hier empfehlen sich vor allem

- **Bitterorange:** bei geistiger Erschöpfung und Niederge-schlagenheit.
- **Grapefruit:** wirkt stimmungsaufhellend und erfrischend.
- **Lavendel:** löst seelische Blockaden und vertreibt negati-ves Denken.
- **Zitrone:** hellt die Seele und den Geist auf.
- **Orange:** hilft gegen depressive Verstimmungen.

Mit Schmerzen und Unwohlsein umgehen

Wenn Sie ausgerechnet an Ihren freien Tagen öfter Kopf-schmerzen bekommen oder Ihnen übel ist, dann können Sie Ihr Wohlfühl-Wochenende auch dazu nutzen, herauszufin-den, was eigentlich hinter Ihren Schmerzen bzw. Ihrem Un-wohlsein steckt. Der Impuls, einfach eine Tablette zu neh-men, ist verständlich, zumal sich kaum jemand gerne das Wochenende von Kopf- oder Bauchschmerzen verderben lässt. Mit einem etwas ganzheitlicheren Blick können Sie aber Ihre Schmerzen dazu nutzen, viel für Ihr Wohlergehen zu tun.

Körperreise

Viele von uns haben es verlernt, ihren Körper bewusst und aufmerksam wahrzunehmen und seine Signale zu erkennen. Indem wir uns unserem Körper ganz aufmerksam widmen, können wir Verspannungen und Schmerzen lokalisieren und diese Signale verstehen lernen.

Und so geht's:
Legen Sie sich bequem auf Ihr Sofa oder Bett. Atmen Sie einige Male tief durch und entspannen Sie sich. Begeben Sie sich nun auf eine Reise durch Ihren Körper. Beginnen Sie damit, Ihre Aufmerksamkeit auf Ihre Füße zu richten. Nehmen Sie wahr, wie sich Ihre Zehen anfühlen, wie die Fußsohle, die Ferse, wie der Fußknöchel usw. Gehen Sie so die Beine entlang in den Becken- und Bauchbereich und die Brust hinauf, die Schultern entlang an den Oberarmen hinunter bis hinab in die Fingerspitzen. Richten Sie dann die Aufmerksamkeit auf Ihren Nacken, Ihr Gesicht – die Mund- und Kieferpartie, Wangen, Nase, Augen, die Stirn hinauf bis zur Schädeldecke.

Begrüßen Sie jeden Körperteil und jede Körperregion und registrieren Sie aufmerksam, wie sie sich anfühlt:

– Spüren Sie Verspannungen oder Schmerzen?
– Ist die Stelle warm oder kalt?
– Fühlen Sie irgendetwas Besonderes an der jeweiligen Stelle?

Auf diese Weise können Sie Ihren Körper sehr intensiv erforschen und herausfinden, wo Sie verspannt sind, wo sich Schmerzpunkte befinden und wo es sich einfach gut anfühlt.

Schmerzen annehmen

Vielleicht ist es für Sie eine ganz neue Idee, Schmerzen einmal ganz bewusst anzunehmen und nicht gleich mit Medikamenten oder anderen Hilfsmitteln zu unterdrücken. Sie bekommen Kopfschmerzen? Nehmen Sie diese an. Ihnen ist übel? Dann bejahen Sie diese Körperreaktion.

Es ist nicht nur so, dass unsere Beschwerden oft einfach schon durch das Annehmen etwas abklingen, sondern es steckt noch etwas mehr dahinter: Schmerzen sind ein sehr wichtiges Signal unseres Körpers, der uns etwas mitteilen will.

– Vielleicht sind wir über unsere Schmerzgrenze gegangen?
– Vielleicht sollen wir endlich innehalten und uns Ruhe gönnen?
– Vielleicht ist auch etwas in unserer Lebensweise so ungut für uns, dass unser Körper davon auf Dauer Schaden nimmt?

Schmerzen einfach nur durch Medikamente zu unterdrücken, ist vielleicht der einfachste Weg, aber nicht immer der beste. Geben Sie Ihren Beschwerden stattdessen etwas Raum, sich auszudrücken, und forschen Sie ihnen nach:

– Wovon „brummt Ihnen z. B. der Schädel"?
– Was „sitzt Ihnen im Nacken"?
– Wem möchten Sie „was husten"?
– Was „schlägt Ihnen auf den Magen"?
– Was „möchten Sie nicht länger schlucken"? Usw.

Schmerzen malen oder beschreiben

Verleihen Sie Ihren Schmerzen oder Beschwerden dadurch Ausdruck, dass Sie Bilder davon malen oder Gedichte dazu schreiben. Sie können sich auch eine Geschichte Ihres Schmerzes ausdenken und diese dann illustrieren. Lassen Sie sich einfach darauf ein, Ihre Beschwerden in Worte und Bilder zu fassen. Auf diese Weise setzen Sie sich kreativ und konstruktiv mit Ihren Schmerzen auseinander, was sehr gut tut.

Mit den Schmerzen kommunizieren
Versuchen Sie, statt Ihre Schmerzen zu unterdrücken, mit ihnen zu reden oder ihnen zuzuhören.

Und so geht's:
Gehen Sie in Ihrer Vorstellung zu dem schmerzenden oder verspannten Körperteil. Stellen Sie sich vor, dass dieser Körperteil so etwas wie ein eigenständiges Wesen ist, mit dem Sie kommunizieren können. Vielleicht hilft es Ihnen, wenn Sie sich vorstellen, dass er einen Mund hat. Fragen Sie nun z. B. Ihren Magen, warum er schmerzt oder Ihr Bein, warum es juckt oder kribbelt. Sehen Sie in Ihrer Vorstellung dabei zu, wie der Körperteil zu sprechen beginnt. Und hören Sie dann aufmerksam zu, was er Ihnen zu sagen hat! Behandeln Sie ihn in jedem Fall liebevoll und machen Sie ihm keine Vorwürfe, dass er Sie mit Schmerzen oder Unwohlsein quält. Seien Sie offen für das, was er zu sagen hat. Sie können auch behutsam nachfragen, wenn Sie die Botschaft genauer verstehen wollen. Mit ein wenig Übung können Sie so mit Ihren körperlichen Beschwerden einen richtigen kleinen Dialog führen.

Heilende Lichtmeditation
Es gibt eine schöne Heilmeditation, die Sie durchführen können, wenn Sie Schmerzen haben oder sich Sorgen um Ihre Gesundheit machen.

Und so geht's:

Legen Sie sich bequem auf eine nicht zu weiche Unterlage. Eine Gymnastikmatte auf dem Boden ist ideal. Für den Kopf können Sie sich ein kleines Kissen nehmen und ins Kreuz ein gefaltetes Handtuch legen. Schließen Sie nun die Augen und entspannen Sie sich mit einigen tiefen Atemzügen.

Stellen Sie sich dann vor, wie, beginnend bei Ihren Füßen, farbiges, heilendes Licht in Ihren Körper fließt. Sie können z. B. blaues Licht nehmen, wenn Sie das Bedürfnis nach Kühlung haben oder rotes Licht, wenn Sie frieren. Sehr gut eignet sich auch grünes Licht, das symbolisch für Heilung stehen kann. Sie können, wenn Sie möchten, auch verschiedene Farben nacheinander durch Ihren Körper fließen lassen – ganz so, wie es Ihnen gut tut. Stellen Sie sich vor, wie das Licht jeden Teil und jede Zelle Ihres Körper erreicht und seine wohltuende und heilende Kraft wirken lässt.

Extra-Tipp:

Wenn Sie erkältet sind oder an einer Virusinfektion leiden, können Sie sich auf diese Weise auch vorstellen, wie eine reinigende und desinfizierende Lösung durch Ihren Körper fließt und alle Erreger und Viren einfach mit sich nimmt.

Sanfte Methoden, Schmerzen zu lindern

Es gibt eine ganze Reihe von sanften Methoden, Schmerzen zu mildern, ohne sie einfach durch ein Medikament zu unterdrücken. Sowohl Ihr Körper als auch Ihre Seele werden es Ihnen danken.

Und so geht's:
- Nackenumschläge bei Kopfweh: Bei manchen Arten von Kopfschmerzen tut Wärme gut, bei anderen Kälte. Probieren Sie deshalb beides aus. Legen Sie sich ein warmes Handtuch oder ein kaltes in den Nacken und spüren Sie, was Ihnen Linderung verschafft.
- **Augenwohl:** Bei Kopfschmerzen oder gereizten Augen tut die folgende Übung gut: Legen Sie Ihre beiden Hände so über Ihre Augen, dass Sie diese noch öffnen können, aber nur schwarz sehen – es sollte also kein Licht durch Ihre Hände kommen. Schauen Sie nun einfach ein bisschen in die Dunkelheit. Das tut Ihren angestrengten Augen gut, denn so können sich die Pupillen weiten, ohne fokussieren zu müssen, und das Auge entspannt.
- **Teebeutel-Kompresse:** Bei brennenden oder müden Augen können Sie sich einen abgekühlten Teebeutel (schwarzer Tee oder Kamille) auf die geschlossenen Augenlider legen. Wenn sie ihn vorher in den Kühlschrank legen, hat das zusätzlich noch eine sehr erfrischende Wirkung.
- **Tees:** Es gibt eine ganze Reihe von Kräutertees, die sehr wohltuend bei den verschiedensten Beschwerden sind, wie z. B. Kamille bei Magenbeschwerden, Melisse bei Nervosität und Kopfschmerzen, Holunder bei Erkältung, Blutwurz bei Durchfall, Wacholder bei Sodbrennen u. ä. Lassen Sie sich dazu ausführlich in der Apotheke, im Reformhaus oder von einem Arzt oder Heilpraktiker beraten.
- **Die gute alte Wärmflasche:** Wer Bauchschmerzen oder Unterleibskrämpfe hat, kann sich mit einer Wärmflasche etwas Gutes tun. Die Wärme lindert den Schmerz, und das lustige Glucksen der Flasche muntert ein bisschen auf.
- **Wohltuende Rückenlage:** Bei Rückenschmerzen tut Folgendes gut: Legen Sie sich auf Ihr Bett, ein gefaltetes

Handtuch im Lendenbereich und die Beine hochgelegt. Entspannen Sie sich.

- **Einfach im Bett bleiben:** Auch das kann lindern und gut tun: einfach im Bett bleiben. Wenn wir krank sind, bleiben wir auch liegen. Gönnen Sie doch mal einen halben oder ganzen Samstag nur im Bett.
- **Rotlicht:** Rotlicht kann sehr wohltuend bei verschiedenen Schmerzen sein, z. B. bei Kopfschmerzen. Setzen Sie es dazu an der Halsmuskulatur hinter und unter dem Ohr ein.

Mentale Übungen gegen den Schmerz

Mit Hilfe unserer bildlichen Vorstellungskraft können wir unsere Schmerzen lindern oder sogar ganz auflösen.

Und so geht's:

Suchen Sie nach Vorstellungen, die Ihnen in der momentanen Situation und mit den jeweiligen Beschwerden hilfreich erscheinen. Indem Sie sich auf diese Weise mit Ihren Beschwerden auseinandersetzen, kommen Sie bereits auf eine sehr wohltuende und liebevolle Weise mit Ihren Schmerzen in Kontakt. Hier als Beispiel einige Vorschläge für solche Vorstellungsübungen:

- **Wolke im Wind:** Stellen Sie sich vor, wie Ihr Kopfschmerz sich auflöst wie eine Wolke im Wind.
- **Verspannungen verflüssigen:** Stellen Sie sich vor, wie Ihre Verspannungen im Nackenbereich einfach an Ihnen herunterfließen wie warmes Wasser oder wie Regentropfen an einer Fensterscheibe.
- **Kleine Helfer:** Stellen Sie sich vor, wie kleine Helferzellen in Ihnen zu der schmerzenden Stelle wandern und den Schmerz dort auffressen. Oder denken Sie an „Polizisten-Zellen", die die Viren in Ihnen erfolgreich bekämpfen.

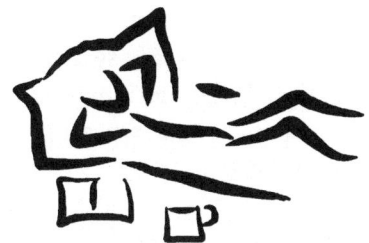

Gut für sich sorgen

Wenn Sie zur Ruhe gekommen sind, werden Sie vielleicht auf eine schmerzhafte Weise spüren, dass Sie in der letzten Zeit nicht gut für sich gesorgt haben.

Gut für uns zu sorgen heißt wahrzunehmen, welche Bedürfnisse wir haben und entsprechend auf diese zu reagieren. Wenn Sie einige Übungen aus dem Schritt „Annehmen was in uns ist" ausprobiert haben, konnten Sie vielleicht schon Defizite entdecken. Hier finden Sie nun zahlreiche Tipps, mit denen Sie sich einfach etwas Gutes tun können.

Körperliche Wohlfühl-Methoden

Unsere körperlichen Bedürfnisse kommen über die Woche oft viel zu kurz. Da sitzen wir Tag für Tag von morgens bis abends am Schreibtisch oder arbeiten in einer ganz bestimmten Körperhaltung. Verspannungen und Schmerzen kennen sicher viele von uns. Aber nicht nur was Körperhaltung und Bewegung angeht, vernachlässigen wir uns; auch die Ernährung besteht oft darin, dass wir in unserer kurzen Pause schnell etwas herunterschlingen. Und was ist erst mit Streicheleinheiten und anderen körperlichen Genüssen?

Wohlfühl-Kleidung

Zunächst sollten Sie sich an Ihrem Wellness-Wochenende in richtige Wohlfühl-Kleidung hüllen. Vielleicht haben Sie Lust, dafür einkaufen zu gehen. Worin fühlen Sie sich am allerwohlsten?

– Im Jogging- oder Hausanzug?
– Im Bademantel oder Kimono?
– In Sweatshirts und bequemen Jeans?
– Im Fleece-Pullis und Leggins mit dicken Socken?
– In lockeren Kleidern oder fließenden Röcken?

Denken Sie auch an Kleidungsstücke aus anderen Ländern – weite Pumphosen, Umhänge oder die schlichten Anzüge aus den ostasiatischen Sportarten. Vielleicht ist ja hier das Richtige für Sie dabei?

Und wie ist das mit den Farben? In welchen Farben fühlen Sie sich am wohlsten? Helle oder dunkle? Farbmischungen oder Uni-Farben? Und welche Stoffe mögen Sie? Welches Material fühlt sich auf Ihrer Haut am angenehmsten an?

Machen Sie sich die Mühe, die für Sie persönlich passenden Wohlfühl-Kleidungsstücke zu entdecken und gönnen Sie sich diese. Beginnen Sie dann Ihr Wellness-Wochenende immer damit, dass Sie in diese Kleidungsstücke schlüpfen.

Instant-Wohlfühlgefühl: Wohlig räkeln

Wenn Sie eine Katze beobachten, werden Sie sehen, wie sie sich mehrmals am Tag ausgiebig streckt und räkelt und dabei herzhaft gähnt. Das tut nicht nur Katzen gut, sondern eignet sich als schnelle Wohlfühlmethode für zwischendurch auch für Menschen.

Und so geht's:
Strecken und räkeln Sie sich so oft wie möglich – im Stehen, im Sitzen und auch im Liegen. Und gähnen Sie dabei. Wenn Sie nicht auf Anhieb gähnen können, streichen Sie einfach mit Ihrer Zunge mehrmals über Ihren Gaumen, erst vorn, dann weiter hinten. Das hilft garantiert.

Extra-Tipp:
Damit Sie nicht vergessen, sich immer wieder mal so richtig genüsslich zu strecken und zu recken, kleben Sie sich einfach einen Post-it-Note mit einem Hinweis darauf an den Kühlschrank und den Badezimmerspiegel.

Beckenrollen

Gerade im Beckenbereich haben viele von uns eine verspannte Muskulatur und daher Schmerzen, weil wir z. B. große Teile unserer Arbeitstage sitzend verbringen. Probieren Sie diese wohltuende Übung aus.

Und so geht's:
Setzen Sie sich auf einen Stuhl mit einer festen Sitzfläche. Sie sollten Ihre Sitzbeinknochen auf der Unterlage spüren. Kippen Sie nun das Becken nach hinten, bis Sie auf Ihrem Steißbein sitzen. Nun rollen Sie das Becken wieder vom Steißbein weg nach vorn, bis Sie auf Ihren Sitzbeinknochen sitzen.

Kippen Sie nun das Becken mehrere Male bis nach hinten zum Steißbein und wieder nach vorne zu den Sitzknochen. Atmen Sie bei der Bewegung nach hinten aus und bei der Bewegung nach vorn ein. Lassen Sie die Bauchmuskeln bei dieser Übung locker – es ist in Ordnung, dass Ihr Bauch sich locker nach vorn auswölbt. Führen Sie die Bewegungen sanft und liebevoll in einem Tempo aus, das Ihnen gut tut.

Kleine Wohlfühl-Übungen

Hier finden Sie einige weitere Übungen, die einfach nur gut tun.

– **Sonne schöpfen:** Stellen Sie sich mit leicht gegrätschten und angewinkelten Knien in den Garten, auf den Balkon oder an ein großes Fenster und zwar in Richtung Sonne. Breiten Sie nun Ihre Arme weit aus und stellen Sie sich vor, wie Sie mit Ihren Händen Sonne zu sich schöpfen. Führen Sie die Hände bis vor Ihren Bauch und lassen Sie sie neben dem Körper sinken. Beim Schöpfen atmen Sie ein, beim Hände-zum-Bauch-Ziehen und Sinken-Lassen wieder aus. Selbst wenn die Sonne nicht scheint, können Sie diese Übung ausführen, denn allein die Bewegungen tun gut – und Sie wissen ja, dass die Sonne da ist, auch wenn sie sich hinter den Wolken versteckt. So können Sie auch an einem Regentag Sonnenkraft tanken.

– **Kopfmassage:** Fahren Sie sich selbst mit allen zehn Fingern durch die Haare und beginnen Sie, Ihre Kopfhaut mit liebevollem Druck zu massieren. Kreisen Sie und kratzen Sie, reiben und drücken Sie genau so, wie es sich gut für Sie anfühlt.

– **Halbmond:** Eine Dehnungsübung für die Körperseiten. Legen Sie sich auf den Rücken oder Bauch. Ihre Hände ruhen neben dem Körper. Legen Sie das rechte Bein nun zur Seite und führen Sie Ihr linkes Bein dicht an das rechte heran. Versuchen Sie sanft und behutsam, ob die

Beine nacheinander noch ein wenig weiter zur Seite rutschen können.

Ihre rechte Hand krabbelt nun langsam seitlich von der Hüfte am Bein entlang Richtung Knie; Oberkörper und Schultern folgen so weit, bis Sie wie ein Halbmond daliegen und eine Dehnung in der linken Körperhälfte entsteht. Führen Sie den linken Arm am Boden zur Seite und weiter bis weit über den Kopf, das verstärkt die Dehnung. Mit jeder Einatmung können Sie die Dehnung noch sanft ein wenig verstärken und mit jedem Ausatmen weich und locker werden. Zum Beenden der Übung lassen Sie zuerst die Arme langsam zurückrutschen und dann die Beine, bis Sie wieder gerade liegen. Führen Sie die Übung dann mit der anderen Seite durch.

– **„Teleskop-Hals“:** Setzen Sie sich aufrecht auf Ihren Stuhl und ziehen Sie Ihre Schultern angespannt, dabei aber liebevoll und behutsam so weit nach oben, wie es geht. Fahren Sie dann in Zeitlupentempo Ihren Hals wie ein Stativ nach oben, während sich die Schultern genauso langsam senken. Wiederholen Sie diese Übung einige Male und lassen Sie am Ende Ihre Schultern ganz locker tief sinken. Achten Sie darauf, bei dieser Übung den Rücken und die Brust gerade zu lassen.

– **Dehnung des unteren Rückens:** Legen Sie sich auf dem Rücken ausgestreckt auf den Boden, möglichst auf eine Gymnastikmatte. Ziehen Sie nun mit den Händen Ihr rechtes Knie in Richtung Ihrer linken Brust. Atmen Sie mehrmals ruhig und tief in die Dehnung des unteren Rückens. Führen Sie dann das Bein wieder zurück in die Ausgangsposition. Wiederholen Sie dasselbe mit dem anderen Bein und dann noch einige Male im Wechsel.

– **Dehnung zur Seite:** Legen Sie sich in Rückenlage und strecken Sie Ihre Arme weit zur Seite weg. Stellen Sie

Ihre Beine so auf, dass Ihre Füße dicht an Ihrem Gesäß stehen. Lassen Sie nun Ihre beiden Knie zu einer Seite sinken und drehen Sie Ihren Kopf zur anderen Seite. Atmen Sie in die Dehnung hinein und lassen Sie mit jedem Atemzug innerlich noch ein Stück los. Führen Sie nach einigen Atemzügen die angewinkelten Knie wieder zur Mitte und achten Sie darauf, dabei kein Hohlkreuz zu machen. Auch Ihr Kopf geht wieder in die Mitte. Nun lassen Sie die Knie langsam zur anderen Seite sinken und drehen den Kopf entsprechend zur entgegengesetzten Seite. Wiederholen Sie diese Übung für beide Seiten einige Male in einem Tempo, das Ihnen angenehm ist.

– **Ganzheitliche Atemübung:** Stellen Sie sich leicht gegrätscht hin. Ihre Knie sind leicht gebeugt. Nun verlagern Sie Ihr Gewicht auf Ihren linken Fuß und stellen sich vor, wie Sie die Luft direkt durch Ihre linke Fußsohle aus dem Boden ziehen, während Sie einatmen. Sie ziehen die Luft Ihr Bein entlang in die Hüfte und Ihre gesamte linke Körperseite hinauf bis in den Kopf. Beim Ausatmen stellen Sie sich vor, wie der Atem Ihre rechte Körperhälfte hinunterströmt bis in Ihren rechten Fuß, aus dem die Luft dann in den Boden fließt.

Farb- und Lichtspiele für Körper, Geist und Seele

Farben und Licht beeinflussen unsere Stimmung und unser Wohlbefinden ganz wesentlich. Sie können das für sich nutzen, indem Sie sowohl Farben als auch Licht ganz bewusst einsetzen.

– **Farben einsetzen:** Lassen Sie sich bei der Auswahl der Farben für Ihre Kleidung oder Wohnungseinrichtung von der Farbwirkung her inspirieren: Blau steht für Ruhe und wirkt „himmlisch" und klar. Grün bringt Frische und Harmonie und wirkt aufmunternd lebendig. Gelb ist die Farbe der Sonne und wirkt stimmungsaufhellend und heiter. Rot ist die Farbe der Energie und wirkt anregend und dynamisch.

- **Sonnenlicht tanken:** Das natürliche Sonnenlicht tut uns gut, und je grauer die Tage werden, desto nötiger haben wir es. Richten Sie Ihr Gesicht immer mal wieder mit geschlossenen Augen zur Sonne und bewegen Sie die Augäpfel hinter den geschlossenen Lidern leicht hin und her. Das wirkt anregend und belebend. Auch die Sonnenbank ist – in Maßen genossen – eine schöne Möglichkeit, in Licht zu baden.
- **Künstliches Licht:** Achten Sie darauf, ob Ihre Lampen ein für Sie angenehmes Licht ausstrahlen. Schöne Beleuchtung schafft eine richtige Wohlfühlatmosphäre. Probieren Sie hier auch verschiedenfarbige Glühlampen aus, mit denen Sie schöne Effekte zaubern können. Bei depressiven Verstimmungen gerade in der dunklen Winterzeit können Lampen mit hohen Luxwerten aufmuntern.
- **Kerzenlicht:** Kerzenschein hat für viele Menschen etwas sehr Beruhigendes und Angenehmes. Gönnen Sie sich diesen schönen Lichtzauber ruhig auch außerhalb der Weihnachtszeit. Im Sommer bieten sich z. B. Fackeln oder Windlichter im Garten oder auf dem Balkon an.

Sich pflegen und verwöhnen

Wellness ist für viele Menschen auch mit Körperpflege verbunden. Hier haben bisher vor allem Frauen für sich entdeckt, wie wohltuend es sein kann, sich von Kopf bis Fuß mit pflegenden Cremes und Lotions zu verwöhnen. Aber auch Männer können sich auf diese Weise etwas Gutes tun.

Und so geht's:

- Pflegeprodukte: Machen Sie sich auf die Suche nach Ihren ganz persönlichen Lieblingspflegemitteln. Gerade Männer sind hier aufgerufen, nicht einfach nur das erstbeste Duschbad zu nehmen, sondern ruhig einmal ganz verschiedene Produkte auszuprobieren. Suchen Sie sich Produkte mit einem angenehmen Duft und pflegenden Inhaltsstoffen und genießen Sie es, gut zu riechen und gepflegt zu sein.
- Natürlich genießen: Gerade wenn es um die Körperpflege geht, ist weniger oft mehr. Zu viele Inhaltsstoffe können Allergien auslösen und überfordern unsere Haut. Lassen Sie sich in Reformhäusern über natürliche Pflegemittel beraten. Teilweise können Sie Naturprodukte auch direkt verwenden. So ist z. B. Honig ein gutes Pflegemittel für trockene Lippen, und mit Molke-Produkten können Sie Ihr Vollbad anreichern.
- Rubbeln und cremen: Rubbeln Sie Ihren ganzen Körper mit einer Badebürste mit Stiel oder mit einem festen Handtuch ab. Sie fördern so die Durchblutung, und das Rubbeln ist ein echter Genuss. Cremen Sie sich danach mit einer angenehmen Körperlotion ein.

Massagen

Massagen tun fast jedem von uns sehr gut. Es gibt ganz verschiedene Massageformen. Für die meisten brauchen Sie jemanden, der Sie massiert. Aber einige der folgenden Tipps können Sie auch selbst durchführen.

Professionelle Massagen

Professionelle Massagen werden in größeren Städten überall angeboten und sind oft auch gar nicht teuer. Informieren Sie sich in Gesundheitszentren, im Schwimmbad, bei einer Praxis für Krankengymnastik oder auch bei Ihrer Krankenkasse. Ob Sie es nun klassisch mögen oder vielleicht asiatisch, ob Sie eine Shiatsu-Massage wählen oder eine Lymphdrainage – hier finden Sie ganz sicher eine echte Wohlfühlmethode für sich, mit der Sie sich verwöhnen lassen können.

Massageöle

Mit einem hochwertigen Massageöl tut jede Massage gleich doppelt so gut. Massageöle können Sie fertig kaufen. Es gibt sie in den verschiedensten Duftrichtungen. Oder Sie mischen sich eigene Öle zusammen, wie z. B. die folgenden:

– Nehmen Sie 2 bis 3 Esslöffel eines Trägeröls (z. B. Mandel-, Haselnuss- oder Grapeseedöl) und fügen Sie folgende ätherische Öle hinzu 2 Tropfen Geranie, 2 Tropfen Eukalyptus und 4 Tropfen Rose.
– Oder probieren Sie folgende Duftmischung aus, wiederum gemitscht mit 2 bis 3 Esslöffeln eines Basisöls: 1 Tropfen Zitrone, 3 Tropfen Bitterorange, 3 Tropfen Lemongras und 3 Tropfen Rosmarin.

Partnermassage

Eine gemeinsame Massage ist etwas Herrliches und sehr gut dazu geeignet, ein Wellness-Wochenende wohlig ausklingen zu lassen. Sie können Massagen in speziellen Kursen erlernen oder auch aus Büchern. Stöbern Sie dazu einmal in einer gut sortierten Buchhandlung.

Massageroller und Igelbälle

Es gibt sie inzwischen fast überall: Massageroller, Massage-
bänder und Igelbälle, mit denen Sie sich selbst etwas Gutes
tun können. Achten Sie vor allem bei den Massagebändern,
die Sie am Rücken entlang ziehen können, auf eine gute
Qualität, denn bei minderwertigen Produkten reißen die
Seile sehr schnell. Probieren Sie aus, welche Roller und Igelbälle Ihnen gut tun.

Fußmassage

Fuß- und Fußreflexzonenmassagen sind sehr wohltuende
Formen der Massage, die, von einem Profi ausgeführt, sogar
heilende Wirkung haben. Sie können sich damit aber auch
selbst etwas Gutes tun.

Und so geht's:

Ziehen Sie sich bequeme Sachen an und setzen Sie sich auf
Ihr Sofa oder aufs Bett. Widmen Sie sich nun Ihren Füßen
und lassen Sie sich selbst eine ausgiebige Fußmassage zu-
kommen. Kneten, drücken und streicheln Sie Ihre Füße und
Zehen genauso, wie es Ihnen gerade in den Sinn kommt.

Extra-Tipp für Paare:
Bitten Sie doch Ihren Partner oder Ihre Partnerin um eine
Fußmassage und lassen Sie sich so richtig verwöhnen.

Wasserspiele

Wasser ist für viele von uns ein echtes Wohlfühlelement.
Wasser reinigt und umschmeichelt uns, es trägt uns und wir
können ganz darin eintauchen. Hier einige Tipps, wie Sie
Wasserfreuden für Ihr Wohlfühlwochenende nutzen können.

Wannenwonnen

Nutzen Sie Ihre Dusche oder Badewanne für wohlige Entspannungspausen. Hier kommen verschiedene Badevorschläge für Sie:

- *Meersalzbad:* In der Apotheke oder im Reformhaus gibt es Badezusätze mit Meeressalz. Genießen Sie diesen kleinen Kurzurlaub zu Hause.
- *Honigbad:* Zwei Esslöffel Honig, einen halben Liter Milch und ein rohes Ei ins Badewasser geben.
- **Molkebad:** Einen Liter Molke mit etwas Olivenöl und einigen Spritzern Ihres Parfüms oder eines anderen Aromaöls ins Wasser geben.
- **Aromabäder:** Wählen Sie Düfte aus, die Ihnen gut tun. Folgen Sie dabei einfach Ihrer Intuition: Was können Sie „gut riechen"? Aromabäder gibt es auch fertig zu kaufen. Geben Sie einige Tropfen der entsprechenden Öle in Ihr Badewasser.
- **Verwöhnendes Duftbad:** Geben Sie 100 ml süße Sahne und folgende Mischung aus ätherischen Ölen in Ihr Badewasser: je zwei Tropfen Rosmarin, Lemongras und Rose sowie vier Tropfen Grapefruit.
- **Entspannungs- und Lichtbad:** Zünden Sie einige Kerzen in Ihrem Badezimmer an und lassen Sie leise Entspannungsmusik laufen. Tauchen Sie dann in das warme Wasser und geben Sie sich ganz der Entspannung hin.
- **Badefreuden zu zweit:** Auch zu zweit können Sie ein Schaumbad genießen, wenn Sie nicht gerade sehr groß oder Ihre Badewanne sehr klein ist. Mit Kindern macht das gemeinsame Bad ebenfalls viel Freude. Ein Tipp für Paare: Schrubben Sie sich gegenseitig den Rücken ab. Auch gegenseitiges Haarewaschen kann sehr angenehm

sein, wenn Sie es z. B. mit einer liebevollen Kopfmassage verbinden.

Extra-Tipp:
Es gibt auch farbige Badezusätze, mit denen Sie wohltuende Wirkungen erzielen können. So unterstützt z. B. Gelborange Ihren Kreislauf und die Blutzirkulation; feuriges Rot wärmt, vitalisiert und regt den Stoffwechsel an; Grün steht für Harmonie, gleicht aus, beruhigt angegriffene Nerven und gibt neue Energie, und Blau beruhigt, kühlt und lindert Entzündungen. Die Farbzusätze gibt es z. B. beim Body Shop oder von diversen anderen Anbietern.

Bade- und Saunazauber

In den meisten größeren Städten gibt es Saunen und Dampfbäder, vielleicht sogar eine Therme. Finden Sie heraus, wo in Ihrer Nähe die schönste Anlage ist und gehen Sie dann am Wochenende möglichst früh dorthin – dann ist es meist noch schön leer. Hier ein paar Tipps für besondere Genüsse dort:

– Lassen Sie es langsam und gemütlich angehen. Sie müssen nicht bei Ihrem ersten Saunabesuch gleich einen Rekord an Saunagängen brechen. Drei Saunagänge reichen vollkommen aus. Übertreiben Sie auch nicht mit der Zeit, die Sie in der Sauna bleiben – bleiben Sie nur so lange, wie es sich für Sie gut anfühlt.
– Zwingen Sie sich zu nichts! Sie müssen z. B. nicht unbedingt auch ins eiskalte Tauchbecken, wenn Sie das nicht wollen – kalt abduschen reicht vollkommen aus.
– Wenn es die Möglichkeit dazu gibt, ist es sehr angenehm, ein paar Schritte an der frischen Luft zu machen.

- Probieren Sie ganz unterschiedliche Saunatypen aus – die heißen mit der eher trockenen Luft, Aufgüsse in verschiedenen Duftsorten, Dampfbäder, Aromasaunen. Die Auswahl ist groß, so dass Sie sicher Ihre persönliche Lieblingssauna finden.
- Gönnen Sie sich zwischen den Saunagängen viel Ruhe. Legen Sie sich mit einem warmen Bademantel und dicken Socken auf eine Ruheliege und lassen Sie einfach Körper, Geist und Seele baumeln.
- Nehmen Sie sich ausreichend zu trinken mit – am besten Wasser oder mit Wasser verdünnte Fruchtsäfte.
- Nutzen Sie auch die in den meisten Saunen angebotene Möglichkeit, wechselwarme Fußbäder zu nehmen – das tut sehr gut.
- Legen Sie sich beim Schwimmen ganz entspannt auf den Rücken und lassen Sie sich treiben. Genießen Sie das schöne, entspannte und sichere Gefühl, einfach nur getragen zu werden.

Extra-Tipp für Familien:
Die großen Spaßbäder haben meist auch sehr schöne Saunalandschaften. Damit sind sie sehr gut für einen Familien-Wellness-Besuch am Wochenende geeignet. Erkundigen Sie sich hier auch nach speziellen Kinderangeboten wie Spielen, Kursen oder Gruppenbetreuung.

Sich etwas Schönes gönnen

Wenn wir die ganze Woche über mit Arbeiten und Aufgaben beschäftigt sind, bleiben die schönen Dinge oft auf der Strecke. Da tut es gut, sich am Wochenende ganz bewusst selbst mit etwas Schönem zu verwöhnen.

Sich selbst etwas schenken

Belohnen Sie sich nach einer anstrengenden Woche mit etwas richtig Schönem. Gehen Sie am Freitagabend durch eine Einkaufspassage und kaufen Sie sich etwas, auf das Sie Lust haben – bitte hier nicht mit der kritischen Stimme des Verstandes herangehen, die vielleicht fragt „Was willst du denn damit?" oder „So ein Blödsinn!" Gönnen Sie sich ein solches Stück, wenn Ihnen danach ist, ganz egal, ob Sie es wirklich gebrauchen können. Manchmal sehnen wir uns nach einem Gegenstand wie ein kleines Kind nach einem Spielzeug. Und warum sich das nicht gönnen? Sie arbeiten schließlich die ganze Woche, da können Sie sich auch einfach mal etwas Schönes leisten. Genießen Sie es.

Sich Verwöhnen mit kleinen Leckereien

Haben Sie vielleicht Appetit auf etwas ganz Besonderes? Berücksichtigen Sie das schon in der Woche bei Ihrem Einkauf.

Vielleicht gönnen Sie sich eine Schachtel edler Pralinen oder einige exotische Früchte, wie frische Feigen oder Mangos? Vielleicht möchten Sie sich etwas Leckeres kochen und brauchen dafür ein paar ganz erlesene Zutaten? Auch frische Säfte können ein Gaumengenuss sein.

Extra-Tipp:
An dem Ausspruch „Das Auge isst mit!" ist viel Wahres. Verwöhnen Sie sich an Ihrem Wellness-Wochenende damit, dass Sie Ihre Speisen besonders liebevoll zuberei-ten und sie auf Ihrem schönsten Geschirr anrichten. Zünden Sie eine Kerze an und genießen Sie Ihr Essen ganz bewusst.

Extra-Tipp für Paare:
Verwöhnen Sie einander mal auf eine besondere Weise kulinarisch: Verbinden Sie dem anderen die Augen und geben Sie ihm oder ihr ausgewählte Köstlichkeiten zu essen. Wenn wir nicht sehen, was wir essen, ist das Geschmackserlebnis durch die Überraschung besonders intensiv.

Kleine Freuden für das Kind in Ihnen

Wer im Arbeitsleben gefordert wird, ist meist „ganz und gar Erwachsener". In jedem Menschen ist aber auch immer noch das Kind aktiv, das er oder sie einst war. Und dieses Kind in uns überhören wir sehr oft. Gut für uns zu sorgen heißt aber auch, dem Kind in uns eine Freude zu machen.

Und so geht's:
Überlegen Sie, welche kindlichen Freuden Ihnen Spaß machen könnten und setzen Sie davon einfach etwas in die Tat um, wie z. B.:

– Auf einen Rummel gehen.
– Einen riesigen Eisbecher kaufen, der so groß ist, dass Sie ihn gar nicht schaffen können.
– Die Riesenrutsche auf dem Spielplatz in der Nähe ausprobieren.
– In einer Buchhandlung in den Bilderbüchern stöbern.
– Durch einen Spielzeugladen gehen und ein Spielzeug für sich aussuchen.
– Mit einem der Garten-Schachspiele spielen, die man öfter in Parks finden kann.
– Im Regen mit Gummistiefeln durch die Pfützen stapfen.
– Im Streichelzoo Ziegen füttern.

- Eine Schneeball- oder Kissenschlacht machen.
- Einen dicken Lolli lutschen.
- Dem Hund ein paar Kunststücke beibringen.
- Ein Überraschungssei aussuchen, auspacken und den Inhalt zusammenbasteln.

Extra-Tipp:
Schaukeln Sie mal wieder. Ob nun auf einem Schaukelstuhl, auf einer Schaukel auf dem Spielplatz, in der Hängematte oder auch einfach auf dem Boden, indem Sie Ihre Knie mit den Armen umschlingen und sich sanft wiegen.

Lauter kleine Wohlfühlsachen
Erstellen Sie in aller Ruhe eine Liste von allen möglichen Dingen, die Ihnen gut tun. Wenn Ihnen dann irgendwann danach ist, sich selbst zu verwöhnen, ohne dass Ihnen etwas Konkretes einfällt, können Sie einfach diese Liste zur Hand nehmen und sich etwas Schönes aussuchen.

Hier ein paar Vorschläge für Ihre Liste:

- eine heiße Schokolade mit Sahne,
- eine kuschelige Decke,
- ein bunter Blumenstrauß,
- Ihr Lieblingsbildband,
- eine schöne CD,
- ausgewählte Wohlfühl-Übungen,
- besonders schöne Gedanken, wie z. B. an einen bestimmten Urlaub oder ähnliches,
- ein Fotoalbum voller schöner Erinnerungen,
- Ihr Lieblingsduftöl,

Humor und Lachen

Vielleicht lachen Sie in der Woche viel zu wenig? Lachen
und Spaß sind echte Wellness-Faktoren und sollten an Ihrem
Wohlfühlwochenende nicht fehlen.

Sachen zum Lachen

Hier finden Sie eine ganze Reihe von Tipps, mit denen Sie
mal wieder so richtig Spaß haben können:

- Suchen Sie in einer gut sortieren Buchhandlung nach Co-
  mics und Cartoons, über die Sie lachen können.
- Sammeln Sie wirklich gute Witze in einem Witzebuch –
  über die können Sie immer wieder lachen.
- Halten Sie einige richtig komische Filme in Ihrer privaten
  Videothek bereit.
- Gehen Sie mal wieder ins Kabarett.
- Werfen Sie mal einen Blick in Kinderbücher – die sind oft
  wirklich sehr lustig.
- Lassen Sie sich von Freunden Komisches zeigen.

Selbst komisch sein und über sich lachen

Auch mal über sich selbst lachen zu können, ist vielleicht
die wohltuendste Art, Humor zu zeigen.

– Haben Sie Mut, selbst komisch zu sein und machen Sie einfach öfter mal Faxen – für sich selbst oder für andere.
– Ein symbolischer, innerlicher Schritt zur Seite zeigt uns fast immer die Situationskomik ganz alltäglicher Begebenheiten. Man kann über so vieles lachen!

Nähe suchen und annehmen

In der Woche müssen wir meist allein „unseren Mann oder unsere Frau stehen". Viele von uns entwickeln einen dicken Schutzpanzer, um dabei möglichst wenig verletzt zu werden. Auf Dauer aber brauchen wir auch mal die Nähe anderer Menschen.

Für Paare:

Kuschelstunde
Wenn die Beziehung zu Ihrem Partner oder Ihrer Partnerin in der Woche manchmal zu kurz kommt, können Sie Ihr Wellness-Wochenende auch dafür nutzen, sich gegenseitig zu verwöhnen und sich etwas Gutes zu tun.

Und so geht's:
Lassen Sie ganz bewusst Ihre Bedürfnisse nach Nähe und Zärtlichkeit zu. Sagen Sie Ihrem Partner oder Ihrer Partnerin, dass Sie sich nach einer Umarmung sehnen. Setzen Sie sich einfach zusammen aufs Sofa und halten Sie einander in den Armen. Einfach nur so, ohne mehr zu erwarten. Halten Sie einander an den Händen, wenn Sie spazieren gehen. Gönnen Sie sich eine Partnermassage. Es gibt viele Möglichkeiten, sich Nähe zu schenken.

Extra-Tipp für Single:
Als Single können Sie Momente der Nähe auch mit guten Freunden oder vielleicht Familienangehörigen erleben, mit denen Sie ein inniges Verhältnis pflegen. Für Frauen ist es meist leichter, Nähe zu einer Freundin zuzulassen als für Männer. Aber nur Mut: auch Männer können einander z. B. massieren.

Vorlese-Stunde

Eine wunderschöne Möglichkeit, Geborgenheit und Nähe zu erleben, besteht darin, etwas vorgelesen zu bekommen. Das haben wir vermutlich alle schon als Kind genossen. Auch als Erwachsener macht das viel Freude. Machen Sie es sich dazu in Ihrem Sessel, auf dem Sofa oder im Bett gemütlich und legen Sie sich etwas Leckeres zum Knabbern bereit. Dann lassen Sie entweder Ihren Partner bzw. Partnerin etwas vorlesen oder lauschen Sie einem Hörbuch, das Sie sich zuvor in aller Ruhe ausgesucht haben. In jeder Buchhandlung finden Sie hier eine große Auswahl.

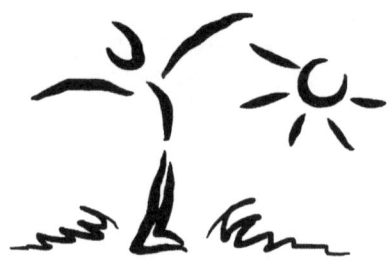

Neue Energien finden

Ein Wellness-Wochenende sollte nicht nur Stressabbau und Entspannung beinhalten, sondern Ihnen auch ermöglichen, zu neuen Kräften und Energien zu kommen.

Ein Wochenende liegt ja zwischen zwei Arbeitswochen, und um gut für die folgende Woche gerüstet zu sein, ist es wichtig, dass Sie an Ihrem Wohlfühlwochenende Ihre Batterien neu aufladen.

Ein Wort zum Thema „Energiemanagement"

Wenn Sie sich die ganze Woche über bis an die Grenze Ihrer Leistungsfähigkeit fordern, ist es schwierig, dieses Defizit an einem Wochenende wieder aufzufüllen. Sehen Sie Wellness-Wochenenden nicht als Allheilmittel gegen Stress und Belastungen jeder Art, denn dieser Anspruch wäre zu hoch. Natürlich können Sie im Rahmen eines Wellness-Wochenendes neue Kräfte und Energien sammeln, aber sie werden Ihnen nur kurzfristig nutzen, wenn Sie nicht damit beginnen, dauerhaft so etwas wie ein persönliches „Energiemanagement" zu betreiben.

Lernen Sie, über den Tag hinweg Ihr Energielevel im Auge zu behalten. Fragen Sie sich bei allem, was Sie tun oder erleben: „Gibt mir das oder kostet es mich Energie?" Wenn Sie Energie verlieren, sollten Sie dafür sorgen, etwas zu tun, das Ihnen Energie gibt. Nicht immer lässt sich das 1 : 1 umsetzen, aber wenn Sie konsequent auf Ihren „Energieverbrauch" achten, powern Sie viel weniger schnell aus.

Schlaf und Kurzschlaf

Schlaf ist eine der wichtigsten Quellen für neue Kraft und Energie. Allerdings nur dann, wenn wir gut und störungsfrei schlafen. Hier einige Tipps für einen erholsamen Schlaf.

Schlafgewohnheiten beachten
Am Wochenende verändern viele Menschen ihre normalen Schlafgewohnheiten erheblich. Sie bleiben länger auf und schlafen morgens richtig lange aus. Das tut uns aber oft gar nicht so gut, wie wir vielleicht glauben, denn damit bringen wir unseren Schlafrhythmus durcheinander und riskieren, uns weniger zu erholen als eigentlich beabsichtigt.

Dabei ist es weniger problematisch, länger auszuschlafen, als zu lange aufzubleiben. Gerade am Wochenende holen wir gerne etwas Schlaf nach. Wenn Sie allerdings zu viel schlafen, ist auch das wenig erholsam. Achten Sie deshalb darauf, wie Sie auf eine Veränderung Ihrer Schlafgewohnheiten am Wochenende reagieren und überlegen Sie sich, ob es nicht vielleicht einfach erholsamer für Sie ist, Ihre normalen Schlafgewohnheiten beizubehalten.

Schlaf- und Einschlafhilfen
Hier noch einige Tipps für ein leichteres Einschlafen und einen ruhigen, tiefen Schlaf:

- **Ohrenstöpsel benutzen:** Suchen Sie sich ein Fabrikat, das Ihnen angenehm ist, aber geben Sie sich auch ein bisschen Gewöhnungszeit. Ohrenstöpsel sind zunächst immer ungewohnt und fühlen sich wie ein Fremdkörper an. Wenn Sie sich erst einmal daran gewöhnt haben, werden Sie viel besser ein- und durchschlafen. Die Ohrenstöpsel wirken darüber hinaus wie ein „Schlafanker": Wenn Sie sie konsequent beim Einschlafen verwenden, „weiß" Ihr Körper irgendwann, dass Sie schlafen wollen, wenn Sie die Ohrenstöpsel benutzen.

- **Bewusst gähnen:** Viele Menschen, die nicht einschlafen können, können auch nicht gähnen. Wer gähnt, kann in der Regel auch gut einschlafen. Probieren Sie doch einmal folgende Übung aus: Winkeln Sie eines Ihrer Handgelenke an, indem Sie den Arm ausstrecken. Halten Sie die Dehnung für einige Sekunden. Führen Sie dann die Übung mit dem anderen Handgelenk aus. In der Regel werden Sie danach sehr schnell gähnen.

- **Warme Socken:** Ein Grund für Einschlafschwierigkeiten können kalte Füße sein – und dass muss Ihnen gar nicht unbedingt bewusst sein. Wenn Sie öfter nicht einschlafen können, sollten Sie sich vielleicht ein Paar kuschelige „Bettsocken" kaufen und ausprobieren, ob Sie damit besser einschlafen.

- **Mit guten Gedanken einschlafen:** Es ist ratsam, sich vor dem Schlafengehen noch mit etwas Positivem oder Inspirierenden zu beschäftigen. Viele Menschen lesen im Bett noch einen aufregenden Krimi oder Thriller. Auch die Tagesnachrichten sind nicht das beste „Betthupferl". Legen Sie sich stattdessen zum Beispiel ein Buch mit inspirierenden Texten auf den Nachttisch oder eine Entspannungs-CD in Ihren CD-Spieler. So gleiten Sie müheloser in den Schlaf und nehmen keine schlimmen Bilder mit. Sie können sich auch vor dem Einschlafen noch einmal vor Augen führen, was den Tag über alles Schönes vorgefallen ist, worüber Sie sich gefreut und was Sie erreicht haben. Schlafen Sie dann mit diesen Bildern ein.

– **Matratze überprüfen:** Wenn Sie schlecht schlafen, könnte das möglicherweise an Ihrer Matratze liegen. Sehr viele Matratzen sind zu weich, zu hart, durchgelegen und gar nicht gut für Ihren Rücken. Es lohnt sich auf jeden Fall, sich hier ausführlich beraten zu lassen.

– **Vata-Tee:** Die ayurvedische Variante der heißen Milch mit Honig ist der Vata-Tee. Er ist im Reformhaus erhältlich und schafft durch die Kombination aus Ingwer, Kardamom, Süßholzwurzel und Zimt ein inneres Wohlgefühl.

Extra-Tipp für Paare:
In einem gemeinsamen Bett zu schlafen ist sehr romantisch, aber kann auch leicht den Schlaf empfindlich stören. Achten Sie in jedem Fall darauf, dass das Bett groß genug ist, damit Sie sich nachts nicht treten oder stoßen. Ideal ist eine Matratze, die bei den Bewegungen des anderen nicht mitschwingt, oder zwei getrennte Matratzen. In jedem Fall sollten Sie sich zwei Decken gönnen, denn der Streit um eine gemeinsame Decke kostet schnell den Schlaf. Gegen das Schnarchen des anderen helfen Ohrenstöpsel.

Kurzschlaftechniken

Sehr empfehlenswert für das Wochenende, aber auch für zwischendurch sind kurze Mittagsschläfchen. Durch solche kleinen Kurzschlafphasen können Sie viel Energie gewinnen.

Achten Sie aber darauf, nicht tief einzuschlafen, denn dann fühlen Sie sich eher wie gerädert. Ideal sind ca. 20 Minuten leichter Schlaf. Stellen Sie sich notfalls eine Zeitschaltuhr.

Kleine Energizer für Sie

Es gibt eine ganze Reihe von kleinen Übungen, mit denen Sie schnell und einfach neue Energie tanken können.

Die Thymusdrüse aktivieren

Etwa 5 cm unterhalb Ihres Schlüsselbeines in der Mitte Ihres Brustbeines liegt die Thymusdrüse. Klopfen Sie diese Stelle rund 15 bis 20 mal sanft mit lockerer Faust. Sie regen damit den gesamten Energiefluss in Ihrem Körper an und stärken darüber hinaus noch Ihr Immunsystem.

Ohrenmützen

Nehmen Sie Ihre Ohrläppchen zwischen Zeigefinger und Daumen und kneten und reiben Sie diese dann. Gehen Sie so Ihre Ohrenränder hinauf und wieder herunter. Durch dieses Kneten stimulieren Sie die Akupressurpunkte des Ohres.

Barfuß laufen

Einen kleinen Energiestoß bekommen Sie, wenn Sie einfach Schuhe und Strümpfe ausziehen und eine kleine Runde durch den Park joggen. Ja, das piekst und ja, es ist vielleicht auch kalt (zumindest im Herbst und Winter), aber Sie stimulieren auf diese Weise alle Akupressurpunkte unter Ihren Fußsohlen. Das Ganze kommt einer erfrischenden Fußmassage gleich – probieren Sie's mal aus.

Wenn Sie nicht so mutig sind, dann können Sie sich auch eine Schüssel oder ein Tablett mit Kieselsteinen füllen (die gibt es z. B. in jedem Bau- oder Heimwerkermarkt) und dann dort Ihre Füße hineinstellen und mit den Steinen spielen. Stellen Sie sich auch ruhig auf die Steine – das massiert, fördert die Durchblutung und stimuliert.

Belebende ätherische Öle
Erfüllen Sie Ihren Raum mit belebenden Düften. Ätherische Öle mit belebender Wirkung sind:

- Bergamotte,
- Eukalyptus,
- Jasmin,
- Rosmarin,
- Wacholderbeere,
- Zitrone,
- Zitronengras
- Pfefferminze,
- Patchouli und
- Weihrauch

Geben Sie einige Tropfen in eine Duftlampe oder auf die Glühbirne Ihrer Lampe und genießen Sie den Duft. Die energetisierende Wirkung dieser Öle können Sie aber auch durch Körperpflegeprodukte nutzen, wie z. B. Körpersprays oder Pulsroller, etwa vom Body Shop.

Belebendes Aromaöl
Hier ein Rezept für eine belebende Aromaöl-Mischung: 3 EL Mandelöl, 2 Tropfen Lavendel-, 4 Tropfen Grapefruit- und 2 Tropfen Rosmarinöl. Die Mischung eignet sich zur Aromatherapie und zur wohltuenden Massage.

Bachblüten bei Erschöpfung

Wenn Sie sich sehr erschöpft fühlen, können Sie die Bachblüten „Hornbeam" und „Olive" nutzen, um neue Energie zu bekommen. Geben Sie jeweils zwei Tropfen dieser Bachblüten in ein Glas Wasser und trinken Sie dieses in kleinen Schlucken über den Tag verteilt. Bachblüten erhalten Sie in der Apotheke.

Belebendes Bad

Füllen Sie nur mäßig warmes Wasser in die Wanne. Fügen Sie ein Gemisch aus den folgenden ätherischen Öle hinzu: Wacholder, Rosmarin und Pfefferminze (jeweils nur ein bis zwei Tropfen). Genießen Sie das erfrischende Bad.

Belebende Waschungen mit Apfelessig

Mit einer kalten Apfelessigwaschung beleben Sie Körper und Seele und pflegen gleichzeitig noch Ihre Haut.

Und so geht's:

Nehmen Sie einen Liter kaltes Wasser und fügen Sie zwei Esslöffel Apfelessig dazu. Nehmen Sie nun ein Geschirrhandtuch oder ein Leinentuch und waschen Sie sich zügig damit ab, indem Sie am linken Bein beginnen. An der Vorderseite führen Sie das Handtuch von oben nach unten, dann an der Rückseite wieder hinauf bis zum Gesäß. Mit dem rechten Bein wiederholen Sie das. Dann folgen die Arme und zwar an der Innenseite des rechten Armes von der Achsel hin zum Handgelenk und auf der Armoberseite zurück zur Schulter. Waschen Sie hier gleich die Brust- und Bauchseite mit. Wiederholen Sie das mit der linken Seite und vergessen Sie nicht, das Tuch immer wieder neu einzutauchen.

Der heiße Waschlappen

Nehmen Sie einen heißen Waschlappen und wischen Sie sich damit über das Gesicht, die Schläfen und den Nacken. Das macht munter!

Energietanz

Musik von sogenannten Urvölkern, wie z. B. die der Ureinwohner Australiens oder verschiedener afrikanischer Stämme ist voller Rhythmus und Energie. Lassen Sie sich in einem gut sortierten Musikladen einige solcher CDs vorspielen. Wenn Sie diese dann zu Hause auflegen und danach ganz intuitiv tanzen, werden Sie schnell die Energie dieser Musik in Ihrem ganzen Körper spüren. Das funktioniert auch zu zweit: Als Paar gemeinsam zu solch ursprünglichen Rythmen zu tanzen kann sehr aufregend sein und Ihrer Beziehung einen neuen Energieschub geben. (Ein CD-Tipp gleich an dieser Stelle: „Tribal Voice" von Yothu Yindi.)

Extra-Tipp für Familien:
Kinder sind erfahrungsgemäß für diese Art Musik sehr empfänglich. Tanzen Sie doch einfach zusammen danach und finden Sie Möglichkeiten, selbst Musik zu machen.

Ihr persönliches Energiesymbol

Suchen Sie sich einen Gegenstand aus, den Sie zu Ihrem Energiesymbol machen möchten. Das kann z.B. eine kleine Figur sein, die für Sie Energie verkörpert oder auch ein Stein, den Sie gefunden haben oder ein Energiestein, wie z. B. ein klarer Bergkristall oder ein Feueropal. Entscheidend ist, dass der Gegenstand für Sie persönlich symbolisch für

Energie steht. Nehmen Sie den Gegenstand in die Hand, wenn Sie einen Energieschub brauchen. Reiben Sie ihn, spielen Sie damit und konzentrieren Sie sich ganz fest auf Ihre Energie.

Mentalübungen für mehr Energie

Mit Hilfe unserer mentalen Vorstellungskraft können wir unsere Energien steigern und neu aktivieren. Sie verfügen damit gewissermaßen über ein kleines Energiereservoir, das Ihnen immer und überall zur Verfügung steht.

Ihr persönlicher Energieort

Sie können sich in Ihrer geistigen Vorstellung einen ganz persönlichen Energieort schaffen, an den Sie sich jederzeit zurückziehen können, um neue Kräfte zu sammeln.

Und so geht's:

Sorgen Sie dafür, dass Sie eine Zeitlang ungestört sind. Ziehen Sie sich in einen ruhigen Raum zurück, in dem Sie sich bequem auf einen Stuhl oder in einen Sessel setzen können. Hinlegen sollten Sie sich besser nicht, das sonst die Gefahr besteht, dass Sie einschlafen.

Setzen Sie sich also bequem hin und schließen Sie die Augen. Atmen Sie einige Male tief durch und zählen Sie mit jedem Ausatmen die Zahlen von 10 bis 0 herunter.

Stellen Sie sich nun einen Ort vor, an dem Sie sich so richtig wohlfühlen könnten und an den Sie gerne jederzeit gehen würden, um neue Energien zu tanken. Was wäre das für ein Ort?

- Ist es vielleicht ein Ort in einem fernen Land, in dem Sie Urlaub gemacht haben?
- Ist es eine Stelle, an der Sie als Kind gerne waren?
- Handelt es sich vielleicht um einen Ort, wo Sie schon immer hinreisen wollten?
- Oder möchten Sie sich vielleicht einen ganz eigenen Ort aus Ihrer Phantasie erschaffen?

An diesem Ort können Sie alles haben, was Ihnen dabei hilft, neue Kräfte zu schöpfen – was brauchen Sie? Vielleicht besondere Nahrungsmittel, kosmische Gesteine oder verrückte Maschinen? Vielleicht einen alten Lehrmeister oder Zauberwesen? Was immer Sie mit einem idealen Energieort verbinden, können Sie sich dort zusammenstellen.

Nehmen Sie sich so viel Zeit, wie Sie brauchen, um sich in Ihrer Vorstellung Ihren persönlichen Energieort zu erstellen. Sie können jederzeit wiederkommen, Elemente verändern, hinzufügen oder abschaffen oder sogar den ganzen Ort neu erschaffen. Wichtig ist, dass es Ihnen leicht fällt, sich diesen Ort vorzustellen und dass Sie dort auch wirklich zu neuen Energien kommen.

Ressourcen-Übung
Formen Sie mit einem Seil einen Kreis oder zeichnen Sie mit einem Stück Kreide einen Kreis auf den Boden. Stellen Sie sich nun vor, dass in diesem Kreis alle Ihre inneren Ressourcen, wie z. B. Ihre Kraft, Ihre Geduld, Ihre Freude, Ihr Humor, Ihre Fitness usw. aufgeladen werden, wenn Sie den Kreis betreten. Wichtig ist, dass Sie sich vorher intensiv auf die Vorstellung konzentrieren, dass dieser Kreis für Sie wie ein kleines persönliches Energie-Kraftwerk wirkt.

Diese Vorstellung erfordert etwas Übung, kann aber dann sehr wirkungsvoll sein, wenn Sie Ihre inneren Ressourcen erneuern möchten.

Mini-Mental-Übungen

Besonders reizvoll sind Mini-Übungen, mit denen Sie jederzeit zu neuen Energien kommen können. Suchen Sie sich hier eine für Sie passende aus oder kreieren Sie einfach Ihre eigene.

Und so geht's:
Probieren Sie eine der folgenden Übungen aus:

- **Energiefarbe Rot:** Wenn Sie müde sind, dann schließen Sie die Augen und stellen Sie sich die Farbe Rot vor – so intensiv wie möglich. Denken Sie an die Blätter einer Mohnblume oder an den Stoff eines aufregenden roten Kleides. Rot aktiviert uns und regt an. Wenn Sie allerdings bereits nervös sind, sollten Sie diese Übung lieber nicht machen, denn Rot kann uns auch reizen.
- **Tanz um das Feuer:** Schließen Sie wieder Ihre Augen und stellen Sie sich vor, wie vor Ihnen auf einem großen freien Platz ein Holzhaufen mit einer Fackel entzündet wird. Es sind viele Menschen da, und Musik setzt ein. Sie fassen nun alle einander an den Händen und tanzen rhythmisch und immer schneller werdend um das Feuer herum. Spüren Sie die Kraft und Energie des Feuers, seine Wärme und nehmen Sie das alles tief in sich auf. Nehmen Sie diese Feuer-Energie mit, wenn Sie die Übung beenden.
- **Energieschub:** Mit geschlossenen Augen stellen Sie sich einen großen Regler vor – z. B. wie einen runden Lautstärkeknopf oder einen Schieberegler. Mit diesem Regler kön-

nen Sie Ihre persönliche Energie so regulieren wie z. B. die Lautstärke an Ihrer Stereoanlage. Beginnen Sie nun langsam und behutsam den Regler Stück für Stück weiter aufzudrehen oder hochzuschieben und spüren Sie, wie neue Energie Sie durchströmt.

- **Energiequelle:** Begeben Sie sich mit Hilfe Ihrer Vorstellungskraft auf die Suche nach der Quelle der Energie. Vielleicht stellen Sie sich vor, dass Sie auf einer Wanderung im Gebirge an eine verstecke Quelle kommen, aus der Energie wie klares Wasser fließt und von der Sie sich einen Becher voll nehmen und trinken. Oder Sie stellen sich vor, an einen uralten Energieort zu gehen, an dem Sie sich auf den Boden legen und so von der Erde aus mit Energie aufgeladen werden. Vielleicht aber ist Ihre Energiequelle auch die Sonne, zu der Sie in Ihrer Vorstellung reisen können, um dort neue Energie zu tanken.

- **Energie einsaugen:** Stellen Sie sich vor, dass Sie wie ein Staubsauger durch Ihren Atem Energie aus Ihrer Umwelt in sich hineinsaugen. Atmen Sie ganz intensiv tief ein und spüren Sie, wie Sie von neuer Energie durchflutet werden.

Einfache Ernährungstipps für mehr Energie

Nahrung ist für uns ein Treibstoff. Je hochwertiger und gesünder wir uns ernähren, desto besser kann unser Körper die Nahrung verwerten und daraus Kraft und Energie bilden. Sie brauchen sich aber keinem umfangreichen Ernährungsprogramm zu verschreiben, um etwas für Ihr Wohlbefinden zu tun. Schon mit wenigen Kleinigkeiten können Sie viel erreichen:

Essen Sie nur, wenn Sie wirklich hungrig sind

In der Woche essen wir oft nicht, weil wir hungrig sind, sondern weil gerade Mittagspause ist. Damit übergehen wir aber unsere körperlichen Bedürfnisse und verlernen, auf unser ganz natürliches Hunger- und Sättigkeitsgefühl zu hören.

Beginnen Sie damit – am Wochenende, aber auch unter der Woche – konsequent dann zu essen, wenn Sie hungrig sind und mit dem Essen aufzuhören, wenn Sie sich satt fühlen. Hören Sie auch dann auf zu essen, wenn Ihr Teller noch voll ist, auch wenn es Ihnen schwer fällt. Sie tun niemanden einen Gefallen, wenn Sie etwas essen, obwohl Sie keinen Hunger haben. Ihr Wohlfühl-Wochenende ist ein guter Startpunkt, um Ihr ganz natürliches Essverhalten zu entdecken und zu fördern. Hier geht es ganz um Ihr Wohlbefinden, und Sie müssen sich an keine Essenszeiten halten.

Extra-Tipp für Familien:

Gemeinsame Mahlzeiten können sehr schön sein, weil auf diese Weise alle Mitglieder der Familie zusammenkommen. Aber wenn jeder von Ihnen ganz unterschiedliche Essensbedürfnisse hat, sollten Sie das nicht erzwingen. Probieren Sie an den Wochenenden einmal aus, wie es ist, wenn sich jeder selbst versorgt. Sie können ja alle zusammen einige Speisen vorbereiten – und essen kann dann jeder nach Lust und Laune und Hunger.

Langsam und mit Genuss essen

Sehr oft essen wir in der Woche schnell und gehetzt etwas zwischendurch. Nebenbei lesen wir dann vielleicht noch die Sitzungsunterlagen oder schreiben im Geiste einen Bericht.

Nehmen Sie sich wenigstens am Wochenende die Zeit, Ihre Mahlzeiten langsam und aufmerksam zu sich zu nehmen. Kauen Sie langsam und nehmen Sie mit Genuss den Geschmack, Geruch und das Aussehen der Nahrungsmittel wahr.

Vom Obstmuffel zur Obstnaschkatze

Die meisten von uns essen zu wenig Obst und Gemüse. Das liegt gar nicht unbedingt daran, dass wir kein Obst mögen, sondern vielmehr daran, dass wir es schlicht vergessen. Deshalb sollten Sie sich mindestens für Ihr Wohlfühlwochenende – aber natürlich am besten ständig – eine reich gefüllte Obstschale zurechtstellen.

Kaufen Sie qualitativ hochwertige Früchte, denn hier rächt sich falschverstandene Sparsamkeit: was nützen Ihnen saure Äpfel und trockene Apfelsinen, die Sie dann einige Zeit später doch nur in den Müll werfen?

Pure Lebensenergie essen

Sprossen und Keimlinge enthalten wichtige Vitamine und andere wertvolle Stoffe. Sie pur auf Brot oder im Salat zu essen, ist, als ob man den Frühling nascht. Und dazu macht es noch Freude, ihnen beim Wachsen zuzuschauen. Im Reformhaus gibt es spezielle Keimbehälter und Saatkornmischungen, mit denen Sie schon nach wenigen Tagen ernten können. Die Geschmacksrichtungen sind sehr unterschiedlich – von mild bis scharf. Sicher finden Sie schnell Ihre persönliche Lieblingsmischung.

So natürlich wie möglich

Befolgen Sie diese einfache Grundregel: Wählen Sie Nahrungsmittel, die möglichst unverarbeitet sind. Je weniger ein Nahrungsmittel verarbeitet ist, desto gesünder und vollwertiger ist es. Kartoffelpüree aus der Tüte ist ein Beispiel für ein in hohem Maße verarbeitetes Fertiggericht, das nur noch wenige der gesunden Inhaltsstoffe einer Kartoffel besitzt, und Dosengemüse ist viel stärker verarbeitet als leicht angedünstetes Frischgemüse. Wählen Sie, wenn möglich, immer die natürlichere Variante.

Viel trinken!

Ausreichend Flüssigkeit zu sich zu nehmen, ist für unseren Körper und auch für unsere Leistungsfähigkeit sehr wichtig. Viele von uns trinken jedoch zu wenig oder nicht das Richtige: Limonaden enthalten viel Zucker, Kaffee und schwarzer Tee entziehen dem Körper Flüssigkeit, und Alkohol ist als Durstlöscher schlichtweg ungeeignet.

Und so ist es gesünder:

- Trinken Sie mindestens 1–2 Liter täglich, möglichst mehr. Kontrollieren Sie das öfter mal ganz bewusst, denn meist glauben wir zwar, viel zu trinken, tun es aber nicht.
- Trinken Sie frisches Leitungswasser. Unser Leitungswasser hat in der Regel eine sehr gute Qualität, ist kostenlos, und Flaschen müssen Sie auch nicht schleppen. Füllen Sie einen Glaskrug mit Wasser und geben Sie eine Orangen- oder Zitronenscheibe in das Wasser. Das gibt ihm ein feines Aroma.
- Verdünnen Sie Obstsäfte. Fast alle Obstsäfte können Sie sehr gut mit Wasser oder Mineralwasser verdünnen – oft schmecken Sie dann noch besser.
- Früchte- und Kräutertees sind gesunde Getränke. Am besten natürlich ungesüßt, aber ein bisschen Zucker oder Süßstoff schadet hier auch nicht.

– Grüner Tee ist ein echter Wellness-Drink, denn er ist ausgesprochen gesund. Wenn Sie denn typischen Grünteegeschmack nicht so gerne mögen, probieren Sie einmal eine aromatisierte Variante aus, z. B. mit Vanille, Zitrone oder Mandarine.

Extra-Tipp:
Füllen Sie Ihre Lieblingstasse statt mit Kaffee einfach mit einem gesünderen Getränk. Wir sind oft so daran gewöhnt, nach der Tasse zu greifen, dass Sie auf diese Weise auch klares Wasser oder Tees einfach wegtrinken werden, genauso wie sonst Ihren Kaffee.

Gesunder Energy-Drink

Bananen bringen Power – und das vor allem, wenn Sie eine reife Banane mit einer halbreifen und etwas Mineralwasser mixen. Die reifen Bananen mit braunen Punkten auf der Schale haben einen hohen Fruchtzuckergehalt und sorgen für eine schnelle Energiezufuhr. Die noch leicht grünen Bananen hingegen haben dafür einen hohen Anteil an Kohlehydraten, die eine längerfristige Energiezufuhr gewährleisten.

Energie-Tee

Nehmen Sie einen Teelöffel Ingwerpulver (zu kaufen in der Apotheke) und übergießen Sie es mit ca. 1/4 Liter kochendem Wasser. Nachdem er 10 Minuten gezogen hat, können Sie den Tee noch mit etwas Honig und Milch verfeinern. Dieser Tee stimuliert Seele und Körper, putscht aber nicht auf.

Ginseng-Tee

Sie benötigen zwei Teelöffel Ginsengfasern (in der Apotheke erhältlich). Diese kochen Sie zwei Minuten lang in einem Liter Wasser. Gießen Sie das Wasser anschließend durch ein Sieb und süßen Sie nach Bedarf. Ginseng steht in der chinesischen Medizin für die Erhaltung der Lebenskraft. Er wirkt anregend auf Herz und Stoffwechsel und stärkt die Vital- und Abwehrkräfte sowie die geistige Leistung.

Öfter mal Vollwertprodukte

Auch ohne gleich Ihre gesamte Ernährung umstellen zu müssen, können Sie durch Vollwertprodukte etwas für eine gesunde und energiereiche Ernährung tun:

- Vollkornnudeln statt Volleinudeln.
- Vollkornreis statt weißem Reis.
- Vollkornbrot statt Weißbrot.
- Vollkornkekse statt normaler.
- Vollkornmehl statt weißem Mehl.
- U. ä.

Fleisch reduzieren

Viele Menschen halten Fleisch für einen besonders guten Energieträger. Tatsächlich dauert aber der Verdauungsvorgang von Fleischprodukten sehr lange und ist für unser Verdauungssystem sehr aufwändig. Pflanzliche Nahrungsmittel versorgen uns auf eine sehr viel sanftere und gesündere Art mit Energie.

Und so geht's:

- Nicht „ganz oder gar nicht": Es geht hier nicht um eine Grundsatzentscheidung gegen das Essen von Fleisch, sondern um einen bewussteren Konsum. Sie können auch ohne gleich zum Vegetarier zu werden, Ihren Fleischkonsum etwas reduzieren und damit schon einiges für Ihre Gesundheit tun. Wenn Sie Fleisch essen möchten, dann sollten Sie zu Biofleischprodukten aus artgerechter Haltung greifen. Diese sind zwar etwas teurer, dafür aber weniger belastet und gesünder.

- Fleischfrei schlemmen: Gehen Sie in ein Reformhaus und schauen Sie sich dort im Kühlregal um. Es gibt dort eine Reihe von Produkten, die meist aus Tofu hergestellt sind und sich als Ersatz für Fleisch verwenden lassen. Sie werden sicher positiv davon überrascht sein, wie gut diese Produkte schmecken.
- Entdecken Sie die Küche anderer Länder – Wenn Sie sich z. B. die indische, pakistanische oder thailändische Küche anschauen, bekommen Sie einen ersten Eindruck der Vielfalt der vegetarischen Küche. Begeben Sie sich so auf eine kulinarische Reise der gesunden Art.

Gesunde Knabbereien

Auch wenn Sie sich etwas gesünder ernähren wollen, müssen Sie nicht auf kleine Knabbereien verzichten. Im Gegenteil – mit den folgenden Köstlichkeiten können Sie sich auch verwöhnen:

- Popcorn: Es macht nicht nur viel Spaß, Popcorn zu Hause selbst zu machen, sondern es schmeckt prima und hat wenig Kalorien und Fett.
- Sesamriegel: Sesamriegel sind eine süße Köstlichkeit, die Sie z. B. in Reformhäusern bekommen.
- Reiscracker: vielleicht genau das Richtige, wenn Ihnen nach Knabberzeug zu Mute ist?
- Nüsse: Gesunde Nervennahrung für zwischendurch – aber recht gehaltvoll.

– Gemüsefinger mit Dipp: Wenn Sie sich Möhren, Gurken und Sellerie in dünne Stäbchen schneiden, können Sie diese in leckere Dipps stecken und genießen.

Kleines Fitness-Programm für mehr Energie

Mit unserer Energie ist das ein bisschen so wie mit einer Autobatterie. Wir können Energie nämlich auch dadurch aufladen, dass wir aktiv werden und uns bewegen. Wer am Wochenende ausschließlich faul auf dem Sofa liegt, wird sich sehr wahrscheinlich am Sonntagnachmittag schlapp und lustlos fühlen. Ruhephasen sind wichtig, aber wenn Sie am Montag wieder leistungsfähig sein wollen, ist es wichtig, am Wochenende nicht komplett „abzuhängen".

Hier sind einige Tipps, wie Sie ohne viel Aufwand etwas für Ihre Fitness tun können:

Springseil springen
Das gute alte Springseil erlebt eine Renaissance – und das zu Recht! Ein Springseil ist einfach ein wunderbares Fitnessgerät – günstig, platzsparend und es macht Spaß. Damit können Sie sich schnell zwischendurch in Schwung bringen – entweder drinnen (wenn genügend Platz vorhanden ist) –, idealerweise aber draußen an der frischen Luft.

Und so geht's:
Nehmen Sie das Springseil und beginnen Sie mit lockeren Sprüngen auf der Stelle oder auch leicht vorwärts laufend. Führen Sie diese Sprünge möglichst ohne viel Kraftanstrengung aus. Nicht aufgeben – ein wenig Übung braucht es, und dann kommen Sie gut damit klar. Wenn Sie schon et-

was geübter sind, können Sie sich auch ausgefallenere Sprungkombinationen ausdenken – das macht dann fit und Spaß!

Hinweis: Da die Sprünge eine gewisse Belastung für Ihre Gelenke darstellen, sollten Sie, falls Sie diesbezüglich Beschwerden haben, lieber zunächst mit einem Arzt sprechen.

„Rebouncing"

Hinter diesem geheimnisvollen Namen verbirgt sich die tolle Erfindung des Mini-Trampolins. Haben Sie so ein Gerät schon einmal gesehen? Sie finden es in Sportfachgeschäften und manchmal auch in Spielwarenabteilungen. Mit so einem Mini-Trampolin kommen Sie schnell und mit viel Spaß in Schwung. Auch für Kinder ein ideales Fitnessgerät.

Fahrradfahren

Fahrradfahren ist eine hervorragende Fitness- und Wellness-Methode, denn Sie schlagen gleich zwei Fliegen mit einer Klappe: Bewegung und frische Luft. Widerstehen Sie aber der Versuchung, am Wochenende nun gleich mit einer mehrstündigen Radtour loslegen zu wollen. Hier ist weniger mehr. Eine halbe Stunde lockeres Radeln macht fit, und Sie haben auch noch am nächsten Wochenende wieder Lust darauf.

Jogging und Walking

Das Laufen ist eine hervorragende Möglichkeit, etwas für Ihren Körper, Ihre Fitness und Ihren Energiehaushalt zu tun. Und der Wellness-Faktor ist praktisch eingebaut: Sie müssen sich auch gar nicht dafür quälen, denn ideal ist es, wenn Sie langsam laufen. Ein Gewaltmarsch schadet in vielen Fällen mehr, als er nützt. Laufen Sie also locker und mit Freude und genießen Sie die frische Luft. Immer beliebter und fast noch gesünder ist das sogenannte „Walking", bei dem Sie nicht rennen, sondern einfach zügig und kraftvoll gehen. Probieren Sie aus, was Ihnen mehr liegt.

Und wer nicht rausgehen mag, kann auch auf der Stelle laufen. Sie sollten dafür eine Matte oder einen weichen Teppich als Unterlage haben, damit Ihre Gelenke nicht zu stark belastet werden. Ziehen Sie beim Laufen ruhig auch Ihre Knie so weit wie möglich hoch, aber achten Sie dabei darauf, den Rücken nicht rund zumachen. Das ist ziemlich anstrengend, aber Sie sollten mindestens 2 Minuten durchhalten, wenn möglich länger. Schnelle Musik hilft dabei. Nach dieser Übung können Sie spüren, wie lebendig und voller Energie Ihr Körper ist.

Extra-Tipp:
Viele Menschen halten sich durch einen Ausdauersport wie Radfahren oder Joggen fit. Damit tun Sie zwar schon sehr viel für Ihren Körper, Ihre Kondition und auch gegen überflüssige Pfunde, aber besonders wenn Sie etwas älter sind, ist es auch wichtig, gelenkig zu bleiben. Schließen Sie deshalb an Ihr Fitnessprogramm immer auch einige Dehnungs- und Streckübungen an. Das macht nicht viel Mühe, und Sie bleiben fit und beweglich.

Tipps, um den „inneren Schweinehund" zu überwinden
Sicher kennen Sie das Gefühl der Faulheit und Schwere, das sich manchmal einstellt, wenn wir irgendwo sitzen und daran denken, jetzt eigentlich aktiv werden zu müssen – und das natürlich besonders an unserem Wochenende. Dann hoffen viele auf ein Wundermittel, das uns die Energie gibt, um in Schwung und in Bewegung zu kommen.

Tatsächlich es ist genau anders herum: der Schwung entsteht durch die Bewegung. Sie müssen einfach nur anfangen, sich zu bewegen, und dann kommt der Schwung von ganz allein. Überlisten Sie Ihren „inneren Schweinehund" mit folgenden kleinen Tricks:

– **Nur ein erster Schritt:** Nehmen Sie sich nur eine kleine Winzigkeit vor, wie z. B. eine einzige Auflockerungsübung oder dreimal auf der Stelle springen. Oft graut uns vor der Aussicht, „jetzt Sport machen zu müssen". Wenn Sie aber mit sich selbst ausmachen, dass es vollkommen ausreicht, nur eine Übung durchzuführen, fangen Sie leichter an. Wichtig: Machen Sie nur weiter, wenn Ihnen danach ist und hören Sie wirklich auf, wenn Sie überhaupt keine Lust haben. Wenn Sie auf diese Weise Ihre Versprechen sich selbst gegenüber halten, werden Sie sich das nächste Mal leichter motivieren können.

– **Belohnen Sie sich:** Stellen Sie sich etwas Schönes als Belohnung in Aussicht. Gönnen Sie sich im Anschluss an Ihre Bewegungsübungen z. B. einen netten Film im Fernsehen oder eine heiße Schokolade. Ja, auch solche „Sünden" sind erlaubt, denn hier geht es um die Motivation. Je öfter Sie sich zur Bewegung aufraffen können, desto seltener werden Sie Motivationsmittel dieser Art benötigen. Also, keine Sorge, wenn Sie sich kurzfristig auch mal mit einer Kalorienbombe zur Bewegung verlocken. Der Zweck heiligt die Mittel. Wichtig ist aber auch hier: Betrügen Sie sich nicht selbst um Ihre Belohnung. Was Sie sich versprechen, muss eingelöst werden, sonst verlieren Sie ein sehr wirksames Motivationsmittel.

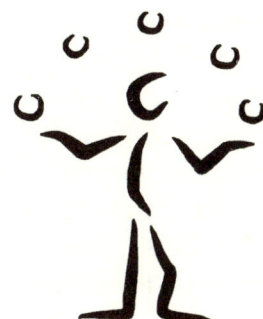

Auf neue Gedanken kommen

Wenn wir den Ballast der vergangenen Woche loslassen konnten und gut für uns gesorgt haben, wird der Weg frei, sich Neuem zu öffnen und Interessantes zu unternehmen.

Wann haben Sie das letzte Mal bewusst etwas Neues gelernt? Wann konnten Sie über etwas staunen wie ein kleines Kind? Wann waren Sie das letzte Mal schöpferisch tätig und konnten Ihre Kreativität ausleben?

Wellness heißt auch, sich von dem zu lösen, was unseren Alltag bestimmt, denn Neues kennenzulernen tut uns gut. Probieren Sie aus, was Sie noch nie gemacht haben und erweitern Sie Ihren Horizont – es gibt so viel zu entdecken! Im Folgenden finden Sie dafür eine Reihe von Tipps und Übungen.

Systematisch den Horizont erweitern

Erweitern Sie systematisch Ihren Horizont, indem Sie immer wieder etwas Neues dazulernen. Sie können sich das z. B. für jedes erste Wochenende im Monat vornehmen. Hier finden Sie dafür verschiedenste Vorschläge.

Neues hören

Gehen Sie doch einmal zu einem Publikumsvortrag zu einem Thema, über das Sie so gut wie nichts wissen. In den meisten großen Städten gibt es Einrichtungen, die Vorträge dieser Art veranstalten, aber auch an den Universitäten oder Volkshochschulen gibt es verschiedene Vortragsreihen. Je weniger Sie über das Thema wissen, desto besser – allerdings sollte der Vortrag dann auch für Laien geeignet sein.

Eine weitere Möglichkeit, akustisches Neuland zu betreten besteht darin, in einen gut sortierten Musikladen zu gehen und sich dort CDs aus den unterschiedlichsten Ländern, Kulturen oder Musikrichtungen vorspielen zu lassen. Vielleicht finden Sie ja eine neue Lieblings-CD darunter?

Neues lesen

Jedes Buch bietet Ihnen eine Entdeckungsreise. Aber es gibt eine ganze Reihe von Büchern, die sich ganz besonders gut dazu eignen, Neues zu lernen oder auf neue Gedanken zu kommen. Stöbern Sie dafür in aller Ruhe in einer Buchhandlung.

Hier finden Sie aus der Fülle an lohnenswerten Büchern einige sehr unterschiedliche Beispiele, die Ihnen vielleicht Lust auf mehr machen:

- „Drehbuch für Meisterschaft im Leben" von Ron Smothermon (erschienen bei J. Kamphausen): Philosophische und tiefgehende Denkanstöße in überschaubaren Kapiteln zusammengefasst. Genau das Richtige für die anspruchsvolle Horizonterweiterung zwischendurch.
- „Jetzt!" von Eckhart Tolle (erschienen bei J. Kamphausen): Ein spirituelles Buch über das bewusste Leben im Hier und Jetzt.

- „Das Aha!-Handbuch der Aphorismen und Sprüche für Therapie, Beratung und Hängematte" von Bernhard Trenkle (erschienen bei Carl-Auer-Systeme): Eine wahre Schatztruhe an Weisheiten und Denkanstößen.
- „Die Erde von oben" von Yann Arthus-Bertrand (erschienen bei Frederking & Thaler): So haben Sie die Welt noch nie gesehen! Wundervolle Luftaufnahmen unseres Planeten für neue Ein-, Aus- und Überblicke.
- „Der Zahlenteufel" von Hans Magnus Enzensberger (erschienen bei Hanser und im Deutschen Taschenbuch Verlag): Ein Buch, das uns die Welt der Zahlen und der Mathematik nahe bringt. Besonders geeignet für alle, die mit dem Rechnen am liebsten nicht so viel zu tun haben wollen.

Und noch zwei Tipps zum Lernen durch Lesen:
- **Blättern und entdecken** – Auch ein großer Zeitschriftenladen bietet Ihnen die Möglichkeit, Neues zu entdecken: Suchen Sie sich eine oder zwei Zeitschriften zu einem Thema aus, mit dem Sie sich noch überhaupt nicht beschäftigt haben. Blättern Sie ein bisschen in diesen Magazinen und lernen Sie dazu. Vielleicht haben Sie ja sogar Lust, eine der Zeitschriften zu kaufen, um mehr zu erfahren?
- **Autodidaktisch lernen** – Gehen Sie in eine öffentliche Bibliothek und dort in die Handwerker- oder Ratgeberabteilung. Suchen Sie sich zwei oder drei Bücher aus, die eine Fertigkeit vermitteln, die Sie nicht beherrschen – sei es nun das Bauen von Möbeln, eine Handarbeit oder eine Einführung in das Basteln elektronischer Spielzeuge.

Neues sehen

Besuchen Sie eine Ausstellung, zu der Sie sonst nicht gegangen wären.

Wichtig: Schließen Sie sich einer Führung an und hören Sie aufmerksam zu, was es mit den Ausstellungsstücken auf sich hat.

Abenteuer Lexikon

Überlegen Sie sich eine x-beliebige Jahreszahl – z. B. 673 n. Chr. oder 1598. Finden Sie nun mit Hilfe eines Lexikons, einer Chronik oder dem Internet heraus, was in dieser Zeit gerade in der Geschichte passiert ist. Eine solche Entdeckungsreise kann sehr spannend sein.

Oder schlagen Sie ein Lexikon an einer ganz beliebigen Stelle auf und lesen Sie sich diese Seite durch – ganz sicher lernen Sie etwas, was Sie noch nicht wussten.

Extra-Tipp:
Viel Neues können Sie auch erfahren, wenn Sie Seminare und Workshops besuchen. Besonders am Wochenende gibt es hier vielfältigste Angebote – vom TaiChi- oder Japanischkurs über Zen-Meditation oder Gitarrenspielen bis hin zu Hinterglasmalerei oder Autoreparatur. Besuchen Sie, was Ihnen Spaß macht und was Ihr Interesse weckt. Schauen Sie auch ruhig in die Programme der Volkshochschulen. Hier finden Sie kostengünstig viele tolle Angebote.

In gemeinsamer Runde Neues lernen

Dieser Tipp eignet sich sehr gut für eine alternative Samstagabend-Gestaltung, bei der Sie Spaß haben und gleichzeitig neue Impulse bekommen.

Und so geht's:

Treffen Sie sich mit einigen Freunden. Jeder soll ein Thema seiner Wahl so aufbereiten, dass er den anderen etwas darüber berichten kann. Natürlich geht es hier nicht darum, langweilige Vorträge zu halten, sondern jeder sollte sich auch überlegen, wie er den anderen das Thema schmackhaft machen kann, um sie dafür zu begeistern.

Extra-Tipp für Paare:
Veranstalten Sie doch zwischendurch öfter mal ein privates Miniquiz. Jeder von Ihnen hat die Aufgabe, fünf Fragen zum Allgemeinwissen zu recherchieren und dafür jeweils drei oder mehrere Antwortmöglichkeiten zu entwickeln. Steigern Sie sich hier gemeinsam und lernen Sie immer wieder Neues dazu!

Fernsehen, aber richtig

Fernsehen ist eine weit verbreitete Entspannungsmaßnahme. Es liegt nahe, sich manchmal einfach vor das Gerät zu setzen und sich „berieseln" zu lassen. Verbinden Sie diesen Impuls mit der Möglichkeit, Neues zu erfahren.

Und so geht's:

– Gezielte Auswahl: Nutzen Sie Ihre Programmzeitschrift dazu, Sendungen und Dokumentationen zu Themen zu finden, über die Sie noch nicht viel wissen. Lassen Sie sich dann ganz bewusst auf eine Entdeckungsreise in ein neues Wissensgebiet ein.

- Zufalls-Zapping: Sie können auch quer durch alle Kanäle schalten und einfach bei einer Dokumentation oder Kultursendung bleiben, um dort Neues zu lernen. So können Sie ganz zufällig neue Wissensgebiete erschließen.

Spielerisch den Geist trainieren

Legen Sie sich das Spiel „Go" zu. Dieses japanische Brettspiel gibt es in günstigen Varianten mit Plastiksteinen, aber auch in wunderschöner Holz-Aufmachung. „Go" ist ein Strategiespiel für zwei Spieler, bei dem es darum geht, sowohl das Ganze als auch einzelne Schauplätze aufmerksam im Auge zu behalten. Sie sind gefordert, gleichzeitig die Züge des Gegners zu parieren und mittels einer eigenen Strategie Gewinne zu machen. Ein höchst anspruchsvolles Spiel, das einen immer wieder über viele Stunden fesseln kann.

„Gehirnjogging"

„Gehirnjogging" hält unseren Geist fit, trainiert unser Gehirn und macht zudem auch viel Spaß. Warum also nicht einfach mal zwischendurch ein paar Denksportaufgaben lösen?

Und so geht's:

- Wörter finden: Nehmen Sie sich ein längeres Wort, wie z. B. „Tunneleinfahrt" oder „Wohlfühlwochenende" und bilden Sie aus den Buchstaben dieses Wortes so viele neue Wörter wie möglich. Diese Übung ist besonders effektiv, wenn Sie das „im Kopf" machen.
- Auf dem Kopf lesen: Drehen Sie Ihre Zeitung mal um und lesen Sie einen Zeitungsartikel auf dem Kopf stehend. Das ist zunächst gar nicht so einfach, aber mit etwas Übung werden Sie schnell besser.

– Buchstaben finden: Nehmen Sie sich einen beliebigen gedruckten Text. Suchen Sie nun so schnell wie möglich und ohne sich an einzelnen Buchstaben festzuhalten z. B. alle „n" aus dem Text oder alle „l" und zählen Sie diese. Sie sollten das möglichst nur mit den Augen tun, also ohne einen Stift oder Finger zu Hilfe zu nehmen. Diese kleine Übung eignet sich sehr gut dazu, zwischendurch die Aufmerksamkeit wieder neu zu zentrieren. Sie können auf diese Weise Ihre Konzentrationsfähigkeit regelrecht trainieren, indem Sie die Anzahl der Buchstaben erhöhen und versuchen, immer schneller dabei zu werden.

– Memory spielen: „Memory" ist zwar ein Spiel für Kinder, es gibt aber inzwischen auch Varianten für Erwachsene, die mehr als knifflig sind, wie z. B. „Megamemo" von Bernd Haußmann und Roland Geisselhart, erschienen im Ravensburger Spieleverlag. Mit diesem Spiel bringen Sie Ihre grauen Zellen in Schwung. Messen Sie sich hier ruhig auch mit Ihren Kindern – die sind oft frustrierend besser als wir. Das spornt an!

Extra-Tipp:
Der Buchhandel bietet inzwischen eine Fülle an Titeln zum Thema „Gehirnjogging".

Öfter mal was anders machen

Eine schöne Möglichkeit, den Horizont zu erweitern, besteht darin, immer wieder ganz bewusst etwas anders als gewohnt zu machen. So bleiben Sie geistig flexibel – und darüber hinaus kann es sehr lustig sein, die gewohnten Pfade einmal zu verlassen. Hier ein paar Tipps:

– Mal mit der anderen Hand die Zähne putzen.
– Am Tisch eine andere Sitzordnung einnehmen.
– Einen anderen Radiosender als gewohnt einstellen.
– Die Tasse mit der anderen Hand zum Mund führen.
– Öfter mal etwas mit den Füßen aufheben.
– Usw.

Spiel und Spaß

Wie wäre es mit einem neuen Hobby oder anderen Aktivitäten, die Freude und Spaß machen?

Jonglieren

Lernen Sie das Jonglieren! Jonglieren ist eine spielerische Möglichkeit, die Geschicklichkeit, Aufmerksamkeit und Koordination zu trainieren. Außerdem unterstützt es das effektive Zusammenspiel Ihrer beiden Gehirnhälften und fördert so die Kreativität. Und – es macht Spaß!

In vielen Geschenkläden werden Jongliersets mit speziellen Jonglierbällen angeboten, in denen auch eine kleine Anleitung enthalten ist. Natürlich können Sie auch andere Dinge zum Üben verwenden.

Tanzen

Wie wäre es mit einem Tanzkurs? Den können Sie allein, mit Ihrem Partner oder Ihrer Partnerin, einem guten Freund bzw. einer Freundin oder auch mit jemanden besuchen, den Sie speziell für den Tanzkurs z. B. per Anzeige suchen. Tanzen ist ein richtiges Wohlfühlhobby, denn es verbindet körperliche Bewegung mit Musik und der Möglichkeit zur Unterhaltung. Die Vielfalt der verschiedenen Tanzarten bietet außerdem für jeden etwas.

Theater spielen

Spielen Sie doch mal Theater! Es macht Spaß, in eine andere Rolle zu schlüpfen und so zu tun, als sei man jemand anders. Es gibt fast überall Laiengruppen, denen man sich anschließen kann.

> **Extra-Tipp für Familien:**
> Auch Kinder lieben Theaterspielen. Veranstalten Sie deshalb doch einmal ein gemeinsames Familientheaterstück. Suchen Sie sich eine Geschichte aus, die Sie gemeinsam umsetzen können. Ebenfalls lustig: Die Kinder spielen die Eltern und die Eltern die Kinder. Sie spielen Ihren Lebenspartner und er sie. Dabei hat man viel Spaß (und gewinnt oft auch interessante Erkenntnisse).

Einen Kochkurs besuchen

Auch ein Kochkurs kann Sie auf neue Gedanken bringen allem viele neue Impulse für Ihr leibliches Wohl bringen. Lernen Sie, sich selbst und andere mit feinen Speisen und raffinierten Leckereien zu verwöhnen.

Spieleabende in fröhlicher Runde

Laden Sie gute Freunde ein, mit denen Sie gerne zusammen sind und veranstalten Sie an Ihrem Wohlfühlwochenende einen Spieleabend. Und damit Sie nicht immer dasselbe spielen, kann abwechselnd jeder von Ihnen ein neues Spiel mit in die Runde bringen.

Kreative Freuden

Als Kinder waren wir alle sehr kreativ – im Erwachsenenalter geht uns das aber leider zunehmend verloren. Entdecken

Sie, wie gut es tut, mal wieder die eigene Kreativität zu wecken und lassen Sie sich von Ihren eigenen Einfällen verzaubern.

In Farben schwelgen

Vielleicht gehören Sie zu den Menschen, die von sich behaupten, nicht malen zu können und die deshalb gar nicht auf die Idee kommen, in dieser Richtung kreativ zu werden. Schade, denn das Malen mit Farben ist eine schöne Möglichkeit, Kreativität auszuleben und zu fördern. Es ist vollkommen unerheblich, ob Ihre Bilder „gut" oder „weniger" gut sind – entscheidend ist, dass Sie Spaß daran haben. Probieren Sie es doch einfach mal aus:

- **Fließende Farben:** Besorgen Sie sich einen Aquarellblock, in dem die Seiten fixiert sind. Befeuchten Sie die erste Seite mit Wasser. Und nun wählen Sie eine einzige Farbe aus. Geben Sie mit einem Pinsel etwas davon auf das nasse Papier und schauen Sie dabei zu, wie die Farbe ihren Weg findet. Fügen Sie nach Lust, Laune und Gefühl hier und dort Farbe hinzu und beobachten Sie, wie sich das Bild verändert. Falls Sie verschiedene Farben verwenden möchten, sollten Sie beachten, dass sich nicht alle Farben gleich gut miteinander mischen lassen.
- **Abstraktion:** Nehmen Sie sich dicke Wachsmalkreiden und ein stabiles Blatt Papier. Denken Sie sich irgendein Motto aus, wie z. B. „Sommer" oder „Liebe" oder „Glück" und malen Sie einfach drauflos. Überlegen Sie nicht, was Sie genau zeichnen wollen, sondern erlauben Sie sich, ganz abstrakt zu malen. Schwelgen Sie in den Farben und genießen Sie diese ganz einfache Art künstlerischer Kreativität.

– **Mandalas malen:** Kennen Sie Mandalas? Es handelt sich dabei um geometrische, kunstvolle Gebilde, die vor allem zur Meditation eingesetzt werden. Mandalas können Sie selbst erstellen, in dem Sie einfach einen Kreis mit verschiedensten Mustern und Formen füllen. Oder Sie nutzen eines der sogenannte Mandala-Malbücher, in denen Sie vorgedruckte Mandalas ausmalen können.

Fingerfarben

Fingerfarben bieten sehr direkte Ausdrucksmöglichkeiten. Meist werden sie von Kindern benutzt, aber auch in Kreativitäts- und Selbsterfahrungsseminaren hat man erkannt, wie unmittelbar sich mit Fingerfarben malen lässt.

Besorgen Sie sich einfach mal einen Satz Fingerfarben und einige große Bögen Papier. Und nun malen Sie einfach drauf los und seien Sie gespannt, was dabei herauskommt.

Extra-Tipp für Familien:
Gestalten Sie so zusammen als Familie ein gemeinsames Bild. Verzichten Sie darauf, dabei miteinander zu sprechen, sondern kommunizieren Sie nur über die Malerei.

Phantasiereisen

Phantasiereisen bieten eine wunderbare Möglichkeit, sich aus seiner gewohnten Umgebung herauszubewegen und Neuland zu erobern. Ihrer Vorstellungskraft sind keine Grenzen gesetzt! Genießen Sie die ungeahnten Möglichkeiten und Ideen in vollen Zügen. Hier einige Vorschläge:

– **Reisen in die Vergangenheit oder Zukunft:** Wandern Sie in Ihrer Phantasie weit zurück in die Vergangenheit, vielleicht um dreihundert, zehntausend oder sogar eine Million Jahre und schauen Sie sich um, wie es zu dieser Zeit auf der Erde aussah. Genauso gut können Sie voraus in die Zukunft reisen.

– **In eine Person schlüpfen:** Stellen Sie sich vor, jemand anders zu sein. Vielleicht ein Filmstar, den Sie bewundern oder ein Politiker, eine historische Persönlichkeit oder eine Fabelgestalt? Malen Sie sich aus, wie Ihr Leben sein würde, wenn Sie diese Person oder Figur wären.
– **Tierische Reisen:** Sie können sich auf dieselbe Weise auch in ein Tier versetzen – probieren Sie aus, wie es sich anfühlt, ein mächtiger Löwe zu sein oder eine schillernde Libelle …
– **Fremde Planeten:** Reisen Sie in Ihrer Vorstellung zu fernen Planeten. Wie sieht es dort aus? Welche Wesen werden Sie dort begrüßen? Wie leben die Wesen dort?

Schönes erschaffen

Hier einige einfache Tipps, mit denen Sie Ihre kreative Schaffenskraft ausleben können.

– Steinfische malen: Sammeln Sie auf einem Spaziergang mal eine Handvoll runder Steine. Diese können Sie dann mit Lackfarben z. B. wie Fische bemalen.
– Trolle finden: Im Wald hausen Trolle! Können Sie sie finden? Schauen Sie sich einmal genau um. Ganz sicher entdecken Sie in knorrigen Bäumen oder auf vermoosten Steinen allerhand Gesichter und Wesen. Nehmen Sie sich ruhig eine alte Wurzel mit nach Hause und schnitzen Sie daraus selbst Trolle oder andere Figuren.
– **Modellieren, Töpfern, Bildhauern:** Besorgen Sie sich Modelliermasse oder Ton und schaffen Sie Figuren und Skulpturen nach Lust und Laune. Auch hier gilt: Sie

wollen keinen Preis gewinnen, sondern einfach Spaß haben.

– **Basteln:** Stöbern Sie einfach in einem gut sortieren, großen Bastelladen nach kreativen Ideen. Dort wird jeder fündig!

Neue Perspektiven durch den Blick nach vorn

Gerade wenn Sie die Woche über sehr vom Alltag und Arbeitsstress in Anspruch genommen werden, tut es gut, am Wochenende den Blick für neue Perspektiven zu öffnen. Erlauben Sie sich, zu träumen, Ziele zu formulieren und Pläne zu schmieden.

Traumwelten erschließen

Wann haben Sie das letzte Mal so richtig in Ihren Traumvorstellungen geschwelgt? Was sind Ihre Wünsche und Träume? Lassen Sie sich darauf ein und spüren Sie die wohltuende Kraft Ihrer eigenen Ideen.

Und so geht's:

Denken Sie sich einen idealen Tag aus. Einen Tag, den Sie am liebsten immer und immer wieder erleben würden. Einen Tag, an dem alles perfekt ist.

– Wo würden Sie leben wollen? In welchem Land? Wie sieht es dort aus? Wohnen Sie in der Stadt oder auf dem Land? Wie groß ist das Haus oder Ihre Wohnung?
– Mit welchen Menschen würden Sie am liebsten zusammen sein?
– Was möchten Sie alles besitzen?
– Wie gestalten Sie Ihren Tag? Was genau tun Sie? Wie verdienen Sie z.B. Ihren Lebensunterhalt? Oder sind Sie viel-

leicht reich und brauchen gar nicht zu arbeiten? Haben
Sie interessante Hobbys oder verfolgen Sie andere persön-
liche Projekte? Welche?
- Möchten Sie Tiere um sich haben und Pflanzen?
- Lieben Sie es warm oder kalt?
- Möchten Sie vielleicht immer wieder neue Dinge entde-
  cken, erforschen und kennen lernen?

Erschaffen Sie sich auf diese Weise ein Traumbild von Ihrem
persönlichen idealen Tag. Schreiben oder malen Sie Ihre Ideal-
vorstellung auf. Sie können auch aus Fotos aus Zeitschriften
eine Collage basteln Genießen Sie es, in Ihrer Wunschvorstel-
lung Ihren Tag wie ein Künstler selbst zu kreieren.

Zukunftsbilder entwerfen

Beim Erschließen Ihrer Traumwelt haben Sie einfach in Ihren Träumen und Wünschen geschwelgt. Überlegen Sie
jetzt, was Sie ganz konkret in Ihrem Leben noch alles erreichen möchten. Lassen Sie sich dabei ruhig von Ihren
Wunschbildern inspirieren – in kleinen Schritten können Sie
so viele Teile Ihres idealen Tags Realität werden lassen.

Wenn Sie sich auf diese Weise mit Ihrer Zukunft beschäftigen, öffnen Sie Ihren Blick nach vorne auf die Möglichkeiten, die noch vor Ihnen liegen. So vergessen Sie nicht, dass
es außer einer anstrengenden Arbeitswoche noch mehr im
Leben gibt!

Erstellen Sie also eine Liste z. B. mit folgenden Punkten:

- Dinge, die ich noch erleben möchte: …
- Sachen, die ich noch tun möchte: …
- Länder, die ich noch sehen möchte: …

- Erfolge, die ich noch erreichen möchte: ...
- Fähigkeiten, die ich noch erlernen möchte: ...
- Usw.

Falls Ihnen spontan nicht viel einfällt, hilft es, sich zu fragen, was Sie sehr wahrscheinlich am Ende Ihres Lebens vermissen würden, wenn Sie es nicht getan hätten.

Konkrete Ziele ermitteln
Und damit Sie all das, was Sie noch erleben möchten, auch wirklich erreichen, können Sie es zu einem festen Bestandteil Ihres Wohlfühlwochenendes machen, sich ein oder zwei konkrete Ziele für die nähere Zukunft vorzunehmen.

Schreiben Sie diese Ziele auf und überlegen Sie sich ganz praktisch, welches die einzelnen Schritte auf dem Weg zu Ihrem Ziel sind. Unterteilen Sie diese Schritte in so kleine Einzelschritte, dass Sie die Möglichkeit haben, gleich am Montag mit dem Erreichen Ihres Ziels zu beginnen.

Sie werden staunen, wie viel positive Energie es Ihnen gibt, wenn Sie Ihre Arbeitswoche mit einem ersten Schritt in Richtung auf eines Ihrer persönlichen Ziele hin beginnen.

Fertige Wellness-Programme für Sie

Hier finden Sie drei fertige Programmvorschläge, mit denen Sie gleich starten können.

Komplettprogramm für ein Wochenende

Wenn Sie sich ein ganzes Wochenende zum Wohlfühlen gönnen, können Sie sehr gut alle sechs Schritte des Wohlfühlprogramms berücksichtigen und sich so rundum etwas Gutes tun.

Und so könnte Ihr Wochenende aussehen:

| **Freitagabend** | |
| Beginnen Sie Ihr Wochenende bereits am Freitagabend und nutzen Sie ihn dazu, sich von aller Last der Woche zu befreien. Wählen Sie sich dazu verschiedene Übungen aus dem Teil „Stress abbauen" (S. 36 ff.) aus. Schließen Sie den Abend dann vielleicht noch mit einem wohltuenden Bad ab und legen Sie sich mit einem guten Buch oder einer Zeitschrift ins Bett. | Schritt 1

Besonders empfehlenswerte Übungen:
Freiheitstanz S. 43
Ankommen und loslassen S. 38 f.
Frust herausschreiben, S. 44 Vgl. Wannen wonnen auf S. 89 ff. |

Samstag

Am Samstag geht es vor allem um Entspannung und Ruhe, darum, anzunehmen, was in uns ist und richtig gut für uns zu sorgen.

Schritte 2, 3 und 4

Beginnen Sie den Samstagmorgen ohne Radio. Wenn Sie nicht allein leben, bitten Sie Ihren Partner oder Ihre Partnerin darum, die ersten ein, zwei Stunden des Tages schweigend zu verbringen. Auch mit Kindern können Sie dieses „Spiel" durchführen – allerdings, sollte man dann mit kürzeren Schweigephasen beginnen. Bauen Sie in den Vormittag verschiedene Übungen zur Entspannung und Besinnung ein

Stille erleben und genießen, S. 58 f.

z. B. die Übung „Der Körper wird weich, S. 49 und die Meditation, S. 51 ff.

Achten Sie sehr genau auf alle Regungen in Ihnen. Welche Gefühle kommen in Ihnen auf? Empfinden Sie Schmerzen? Möchten Sie lachen oder weinen? Geben Sie all diesen Empfindungen in Ihnen Ausdruck.

z. B. Übungen wie: Gefühle malen, S. 65 Mit der anderen Hand schreiben, S.66 f.

Verwöhnen Sie sich zum Mittag mit einem leichten und gesunden Mahl, vielleicht mit einem Gemüsegericht aus dem Wok oder einem leckeren Salat. Trinken Sie über den gesamten Tag verteilt möglichst viel Kräutertees und verdünnte Säfte.

Vgl. einfache Ernährungstipps. S. 109 ff.

Machen Sie dann einen schönen Spaziergang, wenn Sie mögen, allein oder aber auch mit Ihren Lieben – und das unabhängig vom Wetter ist. Ziehen Sie sich einfach richtig schön warm an, wenn es kalt ist, oder wasserdicht, wenn es regnet – und dann hinaus mit Ihnen. Atmen Sie die frische Luft tief ein und genießen Sie das gute Gefühl, draußen in der Natur zu sein.

Vgl. hierzu auch die Übungen unter „Sich erden und Halt finden" auf S. 70 f.

Wenn Sie den Samstag auf diese Weise verbringen, geben Sie sich die Möglichkeit, intensiv mit sich selbst in Kontakt zu kommen und herauszufinden, wo Sie in den vergangenen Tagen nicht gut für sich gesorgt haben. Holen Sie das nach, indem Sie sich etwas richtig Schönes gönnen. Wählen Sie genau das, was Sie gerade brauchen. Vielleicht möchten Sie am Abend auch ein paar liebe Freunde und Freundinnen einladen und im Rahmen eines gemütlichen Abends ein bisschen Nähe zu anderen genießen. Beschließen Sie Ihren Samstag mit einem kleinen Rückblick auf den Tag: – Was hat Ihnen heute besonders gut getan? – Welche Gefühle und Regungen kamen in Ihnen auf? – Gibt es einen Bereich, in dem Sie in Zukunft auch unter der Woche besser für sich sorgen möchten?	Unter den kleinen Wohlfühlübungen ab S. 84 finden Sie sicher etwas, was Ihrem Körper gut tut. Sie können sich auch mit einer Fußmassage (S. 88) oder kleinen Leckereien (S. 92) selbst verwöhnen.
Sonntag Am Sonntag geht es zwar immer noch vor allem darum, sich selbst etwas Gutes zu tun, diesmal aber mit der Ausrichtung darauf, neue Kräfte und Energien zu sammeln und den eigenen Horizont zu erweitern.	Schritte 4, 5 und 6
Stehen Sie am Sonntag nicht zu spät auf. Lange auszuschlafen führt oft dazu, dass Sie dann den ganzen Tag müde sind. Kommen Sie lieber gleich in Schwung. mit einigen	Bewegungsübungen, wie z. B. auf S. 116 ff.

Starten Sie dann nach einem gesunden Energie-Frühstück eine spannende Unternehmung, bei der Sie etwas Neues entdecken. Machen Sie einen Ausflug, besuchen Sie eine Ausstellung oder lassen Sie sich irgendetwas anderes Schönes und Spannendes einfallen.	Energiefrühstück siehe S. 150 Tipps dafür z. B. „Systematisch den Horizont erweitern" S. 121 ff.
Nutzen Sie den Abend dann dafür, ein paar Pläne für die kommende Zeit und Ihre Zukunft zu machen.	Übungen unter „Neue Perspektiven", S. 133 ff.

Wellness-Programm für alle, deren Wochenende erst am Samstagnachmittag beginnt

Für viele beginnt das Wochenende erst am Samstagnachmittag. Aber keine Sorge – auch dann bleibt Ihnen immer noch genug Zeit, viel Gutes für sich zu tun:

Samstag	
Strecken Sie erst einmal alle Viere von sich, wenn Sie nach Hause kommen und gönnen Sie sich ein heißes Fußbad und eine Fußmassage. Vielleicht übernimmt Ihr Partner das – ansonsten können Sie sich auf diese Weise auch selbst etwas Gutes tun.	Schritte 3, 1 und 2 Fußmassage, S. 88
Legen Sie sich dann auf Ihr Sofa und entsorgen Sie mit einer Loslass-Übung den Stress des Tages und auch der zurückliegenden Woche.	Loslass-Übung: Seelischen Ballast entsorgen, S. 36 f.

Widmen Sie den Rest des Samstags ganz Ihrer Entspannung und der Ruhe. Verwöhnen Sie sich mit angenehmen Düften, ruhiger Musik und Entspannungsübungen, mit denen Sie persönlich zur Ruhe kommen.	Entspannende ätherische Öle, S. 47 f., Entspannung für den Körper, S. 98 ff.
Es kann gut sein, dass Sie in dieser Entspannung traurig werden oder das Gefühl haben, dass Ihnen alles über den Kopf wächst. Nehmen Sie sich dann ein Blatt Papier und schreiben Sie alles auf, was Ihnen durch den Kopf geht oder probieren Sie aus, ob Sie Ihren Gefühlen mit Farben und Formen Ausdruck verleihen können.	Die Vielfalt unserer Emotionen, S. 63 ff.
Gehen Sie zu Bett, wann Sie müde sind und zwingen Sie sich nicht dazu, lange aufzubleiben, nur weil Samstag ist.	
Sonntag Beginnen Sie den Sonntag in aller Ruhe. Horchen Sie in sich hinein und erspüren Sie, wonach Ihnen zumute ist. Sehnen Sie sich nach noch mehr Ruhe oder haben Sie Lust, etwas zu unternehmen? Hat es Ihnen gut getan, gestern Abend Ihren Gefühlen auf eine kreative Weise Ausdruck zu verleihen, und haben Sie vielleicht Lust, auch heute etwas Kreatives zu tun? Erlauben Sie sich, Ihre Bedürfnisse zu ermitteln und ihnen nachzugeben.	Wellness-Navigator, S. 28 ff. Zur Ruhe kommen, S. 47 ff. Auf neue Gedanken kommen, S. 121 ff. Kreative Freuden, S. 129 ff.
Für den Fall, dass Sie Kopfschmerzen oder andere körperliche Beschwerden haben, greifen Sie nicht gleich nach einer Schmerztablette, sondern befassen Sie sich für einige Zeit bewusst mit diesen Symptomen.	Mit Schmerzen und Unwohlsein umgehen, S. 72 ff.

Achten Sie darauf, sich über den Tag hinweg gesund zu ernähren, damit Sie Kräfte für die kommende Woche sammeln.	Einfache Ernährungstipps für mehr Energie, S. 109 ff.
Stellen Sie sich für den Nachmittag ein kleines Fitnessprogramm aus Übungen zusammen, die Ihnen Spaß machen. So wecken Sie Ihre Energien und kommen wieder in Schwung für die nächste Woche. Denken Sie daran: Lieber kurz als gar nicht.	Kleines Fitness-Programm für mehr Energie, S. 116 ff.
Nehmen Sie sich dann am Abend noch etwas Zeit, um die kommende Woche zu planen – wann z. B. können Sie sich auch unter Woche selbst etwas Gutes tun?	

Das „Häppchenprogramm" – Wellness für zwischendurch

Wenn Sie am liebsten immer wieder zwischendurch etwas für sich tun möchten, bieten sich vor allem die folgenden Übungen an:

Aus Schritt 1 „Stress abbauen"	Bioenergetische Übungen zum Spannungsabbau, S. 42 Loslass-Übung „Das schwarze Loch", S. 36
Aus Schritt 2 „Zur Ruhe kommen"	Kleine Imaginationsübungen zur Entspannung, S. 50 f., Mini-Meditationen, S. 53

Aus Schritt 3 „Annehmen, was in uns ist"	Wortassoziationen, S. 66 Schmerzen annehmen, S. 74
Aus Schritt 4 „Gut für sich sorgen"	Farb- und Lichtspiele für Körper, Geist und Seele, S. 84 f. Sich pflegen und verwöhnen, S. 85 f.
Aus Schritt 5 „Neue Energien finden"	Kleine Energizer für Sie, S. 102 ff., Kleines Fitness-Programm für mehr Energie, S. 116 ff.
Aus Schritt 6 „Auf neue Gedanken kommen"	Gehirnjogging, S. 126 f. In Farben schwelgen, S. 130 f.

Kurzprogramm für ganz Eilige

Sie haben selbst am Wochenende wenig Zeit für sich? Hier finden Sie ein Kurzprogramm, das nur eine halbe Stunde beansprucht:

1. Beginnen Sie mit der progressiven Muskelentspannung	Schritte 1 und 2, S. 56 f.
2. Machen Sie dann die Übung „Inneres Lächeln".	Schritte 2 und 3, S. 70
3. Kommen Sie auf spielerische Art in Schwung, indem Sie Springseil springen	Schritte 4 und 5, S. 116 f.

Tipps zum Erstellen eigener Wellness-Programme

Wenn Sie sich eigene Programme zusammenstellen möchten, beginnen Sie am besten immer erst mit dem Wellness-Navigator auf S. 28 ff., um herauszufinden, was Ihnen in Ihrer augenblicklichen Situation am besten tut. Suchen Sie sich dann die passenden Übungen heraus. Ergänzen Sie diese ruhig mit eigenen Ideen und Übungen z. B. aus Zeitschriften oder anderen Büchern.

Erstellen Sie sich für Ihr Wellness-Programm einen richtigen kleinen Plan, auf den Sie dann immer wieder schauen können, damit Sie bei der Durchführung nicht einfach ein paar Übungen vergessen.

Ein solcher Plan könnte z. B. so aussehen:

Tag	Übungen, Aktivität	Dauer
Samstag	Meditation Gefühle malen usw.	1 Stunde 2 Stunden usw.
Sonntag	Töpferkurs Phantasiereise usw.	3 Stunden 1 Stunde usw.

Tipps gegen den Montagsblues

Nach einem Wochenende – und vor allem nach einem Wellness-Wochenende – fällt die Rückkehr in den Alltag manchmal ziemlich schwer. Hier finden Sie noch ein paar Übungen, mit denen Sie dennoch frisch und froh in Ihre Arbeitswoche starten können:

Mit Flügeln in den Tag starten

Wenn Sie morgens schon spüren, dass Ihnen die Energie fehlt und Sie eigentlich keine Lust zum Aufstehen haben, können Sie die folgende kleine Visualisierungsübung machen:

Legen Sie sich im Bett mit ausgestreckten Armen und Beinen auf den Rücken (oder tun Sie dasselbe auf dem Boden). Schließen Sie die Augen und zählen Sie langsam mit Ihrer Atmung rückwärts von 10 bis 1. Stellen Sie sich dann vor, dass Sie ein Vogel sind und dass Ihre Arme die schon weit ausgebreiteten Flügel sind. Fliegen Sie so über die Landschaft, sehen Sie Bäume, Felder, Straßen und Städte aus der Vogelperspektive. Spüren Sie den Wind und tauchen Sie in weiße Wolkenberge. So startet es sich wunderbar in den neuen Tag.

Den Kreislauf in Schwung bringen

Wer schwer aus dem Bett kommt, hat oft einen niedrigen Blutdruck. Der Kreislauf kommt dann nur langsam in Schwung. Da hilft Bewegung.

Und so geht's:

Bleiben Sie einfach liegen – aber werden Sie aktiv! Bettdecke zurückschlagen, Beine hoch und 2–3 Minuten kräftig in der Luft „Rad fahren". Fahren Sie vorwärts und rückwärts und steigern Sie zum Ende der Übung das Tempo. So kommen Sie munter aus den Federn.

Energie-Frühstück

Mit einem guten Frühstück starten Sie wohl gerüstet in Ihren Arbeitstag. Idealerweise nehmen Sie folgendes zu sich:

– Frisches Obst,
– ein fettarmes Milchprodukt, wie z. B. einen Joghurt,
– und ein, zwei Scheiben Vollkornbrot.

Auf diese Weise bekommen Sie Fruchtzucker, Eiweiß, Calcium, Ballaststoffe und Energie für die nächsten Stunden.

Gute-Laune-Tee zum Frühstück

Bereiten Sie sich doch mal einen „Gute-Laune-Tee" zu
Sie brauchen: 250ml Wasser, je 1 Teelöffel Johanniskrautblüten, Hopfenzapfen und getrocknete Queckenwurzeln. (Erhältlich sind diese Zutaten in Apotheke oder Reformhaus.) Übergießen Sie die Kräuter mit dem kochenden Wasser und lassen Sie das Ganze 10 Minuten ziehen. Wer mag, süßt den Tee mit etwas Honig.

Kleine Stimmungsaufheller für zwischendurch

Und hier noch zwei Tipps gegen jedes Stimmungstief:

– Köstlich! – Schließen Sie die Augen und lecken Sie sich genüsslich über die Lippen. Vielleicht denken Sie dabei auch noch an etwas besonders Angenehmes oder Köstliches. Tun Sie das mehrmals hintereinander – es wirkt!

– Kleine Fluchten – Nutzen Sie die Möglichkeit, in Ihrer Vorstellung jederzeit an jeden Ort gehen zu können, wo Sie sich wohl fühlen. Das kann Ihr Energieort sein (siehe S. 107 f.), aber auch ein herrlicher Urlaubsort mit Sonne, Strand und Palmen. Eine solche kleine Flucht kann Ihre Stimmung deutlich heben, vor allem dann, wenn Sie dabei fröhlich lächeln.

Konsequent Pausen einlegen

Regelmäßige Pausen sind sehr wichtig, um unsere Leistungsfähigkeit und unser Wohlbefinden zu erhalten. Die Zeit, die Sie glauben einsparen zu können, indem Sie auf eine Pause verzichten, verlieren Sie schnell durch Konzentrationsschwäche und Unaufmerksamkeiten.

Machen Sie mindestens alle anderthalb bis zwei Stunden 10 bis 15 Minuten Pause. Stellen Sie sich eine Zeitschaltuhr, damit Sie Ihre Pausen auch wirklich einhalten. Stehen Sie dann von Ihrem Arbeitsplatz auf. Lesen Sie in dieser Zeit nicht, gehen Sie nicht ins Internet und schauen Sie nicht Fernsehen. Nutzen Sie Ihre Pausen, um sich zu bewegen oder um ein paar Schritte in der freien Natur zu machen. Schalten Sie einfach ab.

Nicht stressen lassen

Lassen Sie sich nicht stressen. Machen Sie sich immer klar, dass fast nichts wirklich so wichtig ist, wie uns andere glauben machen wollen. Erledigen Sie Ihre Aufgaben Schritt für Schritt und achten Sie immer darauf, sich nicht hetzen zu lassen. Unter Zeitdruck verrichten wir unsere Aufgaben in der Regel viel schlechter und müssen sie dann oft noch einmal nachbearbeiten.

Schreiben Sie sich den folgenden Satz auf einen Notizzettel und heften Sie sich diesen an eine Stelle, auf die Ihr Blick immer wieder fällt.

Ich werde heute meine Aufgaben auf eine entspannte und spielerische Art erledigen, positiv und gesund, alles in der Zeit, die es braucht, eines nach dem anderen.

Leckeres Anti-Stress-Getränk
Nehmen Sie 100ml frisch gepressten Orangensaft, mixen Sie ihn mit 150ml Buttermilch und streuen Sie dann noch einen Esslöffel geriebene Mandeln hinein. Alles mit dem Pürierstab gründlich durchmischen – und genießen.

Und zu guter Letzt: Die Schildkrötenmeditation
Schildkröten sind Tiere, die nichts so schnell aus der Ruhe bringen kann. Machen Sie's ihnen nach:

Wenn Sie das nächste Mal wieder so richtig gestresst sind, denken Sie einfach an eine Schildkröte. Stellen Sie sich vor, dass Sie selbst auch einen dicken Schutzpanzer um sich herum haben und sich dorthin innerlich zurückziehen können. Schalten Sie dort einen Moment lang ab und erholen Sie sich. So haben auch sie schnell wieder „die Ruhe weg".

Extra-Tipp:
Denken Sie bitte daran, dass Sie viele der Übungen in diesem Buch auch in der Woche anwenden und sich so immer wieder zwischendurch eine Wellness-Pause gönnen können!

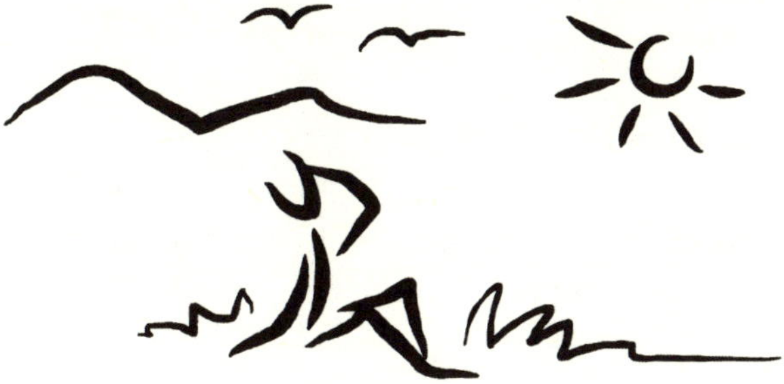

Vielleicht haben Sie Lust, mir zu schreiben, wie Ihnen dieses Buch gefallen hat? Welche Tipps mochten Sie am liebsten?

Meine Adresse:
Tania Konnerth
Bei der Schule 1
29575 Altenmedingen OT Bohndorf

E-Mail: tk@taniakonnerth.de

Mehr von mir finden Sie auch im Internet unter:
www.taniakonnerth.de

Register

A

Alleinsein 59
Alltag 147
Anspannung 34
Anspannungen 40
Anti-Stress-Getränk 150
Atem 84
ätherische Öle 47, 72, 103
Atmung 44, 54
Autogenes Training 48

B

Bachblüten 71, 104
Bad 89
Badewanne 89
Bedürfnisse 79
Bioenergetik 42

D

Denksportaufgaben 126
depressive Verstimmungen 63

E

Einschlafhilfen 99
Emotionen 63
Energie 116, 147
Energie-Frühstück 148
Energie-Tee 113
Energiemanagement 98
Energien 98
Energieort 106
Energizer 102
Energy-Drink 113
Entschlacken 39
Entspannung 47, 56
Entspannungsmethoden 47
Ernährungstipps 109
Erschöpfung 104

F

Familien 91, 105, 110, 129, 131
Farben 84, 130
Fitness-Programm 116
Fokus 69
Frust 44, 63

G
Gefühle 62
Gehirnjogging 126
Gemüse 111
Gute-Laune-Tee 148

H
Halt 70
Heilmeditation 75
Hektik 34
Hobby 128
Horizont erweitern 121
Humor 95

I
Imaginationsübungen 50
individuelle 21

K
Kind in uns 93
Knabbereien 115
Körper, Geist und Seele 13
Körperpflege 85
Kräften 98
Kreativität 121, 130
Kurzschlaf 99

L
Lächeln 70
Lachen 95
Lebensqualität 11
Leckereien 92

Licht 84
loslassen 35

M
Massagen 86
Massageöle 87
Mentalübungen 106
Mini-Meditationen 53
Mini-Mental-Übungen 108
Montagsblues 147

N
Nähe 96
neue Gedanken 121

O
Obst 111

P
Paar 105
Paare 46, 57, 67, 88, 89, 93, 96, 101, 125
Perspektiven 133
Phantasiereisen 131
progressiven Muskelentspannung 56

R
Retreat 60
Ruhe 47, 58

S
Saunen 90
Schlaf 99
Schlafgewohnheiten 99
Schmerzen 62, 72, 76, 78
Schnellentspannung 56
Schwung 147
6-Schritte-Programm 22
Spaß 128
Spiel 126, 127, 128
Stille 58
Stimmungen 62, 68
Stimmungsaufheller 148
Stress 34, 44, 149
Stressabbau 45

T
Träume 133
Traurigkeit 63
trinken 112

U
Unruhe 34
Unwohlsein 72

V
Visualisierungsübungen 51
Vorbereitung 25
Vorstellungskraft 78, 131

W
Wasser 88
Wellness-Navigator 28
Wellness-Programm 21
Wellness-Programme 137
Wochenende 15
Wohlfühl-Kleidung 80
Wohlfühl-Methoden 79
Wohlfühlkiller 17
Wohlgefühl 22

Y
Yoga 56, 57

Z
Zärtlichkeit 96
Ziele 133

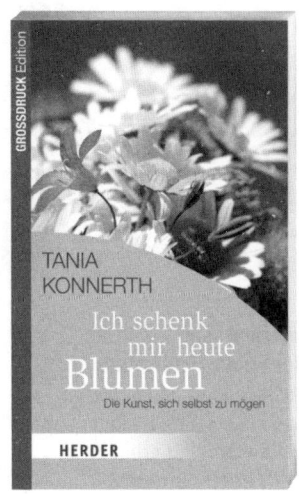

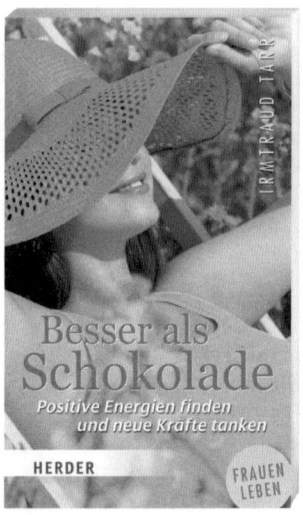